MALADIES CHRONIQUES.

# HYDROTHÉRAPIE COMBINÉE.

## NOTICE

SUR

# L'ÉTABLISSEMENT CENTRAL D'AUVERGNE

## A BRIOUDE (HAUTE-LOIRE).

TROIS LETTRES SUR DES SUJETS IMPORTANTS
& RÉSUMÉ DES RÉSULTATS OBTENUS.

**Par le DOCTEUR ANDRIEUX, de BRIOUDE,**

Membre de la Société médico-chirurgicale de Montpellier, — de la Société de médecine de Lyon, — de la Société académique de Nantes, — de la Société de médecine de Bordeaux, — de la Société académique du Puy, — de la Société des sciences médicales de la Moselle, — de la Société de médecine de Nîmes, de la Société médicale d'Indre-et-Loire, — de la Société de médecine de Nancy, — de la Société médicale de Douai, — de la Société médico-chirurgicale de Bruges, — de la Société de médecine de Gand, — de celle de Libourne, — de la Société météorologique de France, — de la Société internationale d'économie sociale, — de la Société pour l'instruction élémentaire, — de la Société épidémiologique de Londres, — de l'Académie de Ferrare, — de la Société académique de Poligny, — médecin des épidémies, — médecin de l'établissement central d'Auvergne, etc., etc.

DEUXIÈME ÉDITION.

PARIS
J.-B. BAILLIÈRE ET FILS
Rue Hautefeuille, 19.

BRIOUDE (Hte-LOIRE)
A L'ÉTABLISSEMENT HYDROTHÉRAPIQUE

1864.

# HYDROTHÉRAPIE

## COMBINÉE.

CLERMONT-FERRAND. — IMPRIMERIE DE FERDINAND THIBAUD.

MALADIES CHRONIQUES.

# HYDROTHÉRAPIE COMBINÉE.



## NOTICE

SUR

# L'ÉTABLISSEMENT CENTRAL D'AUVERGNE

## A BRIOUDE (HAUTE-LOIRE).

TROIS LETTRES SUR DES SUJETS IMPORTANTS
& RÉSUMÉ DES RÉSULTATS OBTENUS.

**Par le DOCTEUR ANDRIEUX, de BRIOUDE,**

Membre de la Société médico-chirurgicale de Montpellier, — de la Société de médecine de Lyon, — de la Société académique de Nantes, — de la Société de médecine de Bordeaux, — de la Société académique du Puy, — de la Société des sciences médicales de la Moselle, — de la Société de médecine de Nimes, de la Société médicale d'Indre-et-Loire, — de la Société de médecine de Nancy, — de la Société médicale de Douai, — de la Société médico-chirurgicale de Bruges, — de la Société de médecine de Gand, — de celle de Libourne, — de la Société météorologique de France, — de la Société internationale d'économie sociale, — de la Société pour l'instruction élémentaire, — de la Société épidémiologique de Londres, — de l'Académie de Ferrare, — de la Société académique de Poligny, — médecin des épidémies, — médecin de l'établissement central d'Auvergne, etc., etc.

DEUXIÈME ÉDITION.

PARIS
J.-B. BAILLIÈRE ET FILS
Rue Hautefeuille, 19.

BRIOUDE (H^te-LOIRE)
A L'ÉTABLISSEMENT HYDROTHÉRAPIQUE

1864.

# AVANT-PROPOS

## DE LA PREMIÈRE ÉDITION

J'ai été souvent interrogé sur l'organisation de l'établissement de Brioude; souvent l'on m'a adressé le reproche amical de ne rien publier, et tout récemment encore, à l'occasion d'un article publié dans la *Revue médicale*, le savant rédacteur de ce recueil a bien voulu en appeler de nouveau à mon expérience. Malgré cela, malgré les choses flatteuses qui ont été dites au sujet de l'établissement d'Auvergne, jusque dans l'enceinte de l'Académie impériale de médecine, j'ai presque gardé le silence. Voici mes motifs.

L'hydrothérapie était chose nouvelle parmi nous; la plupart des travaux publiés étaient tellement entachés d'exagérations et d'éloges, que l'on était en droit de douter de leur sincérité. Avant que d'écrire, il fallait contrôler les faits avancés et en étudier de nouveaux, sous peine d'être exposé à se désavouer plus tard et à faire un pas en arrière, à moins de vouloir persévérer sciemment dans une erreur ou dans une opinion exagérée. Je ne regrette point ma réserve; dix-sept années de pratique de l'hydrothérapie ont singulièrement modifié ma manière de voir, mes procédés et mes espérances.

L'industrialisme a laissé tomber sa main avide sur l'hydrothérapie; l'on a ouvert des boutiques pour le débit de l'eau froide comme pour le débit de la moutarde blanche; on a mis en jeu de grands mots pour attirer le public; sous prétexte de *rationalisme*, on a appauvri la méthode, on a foulé aux pieds l'expérience léguée par les siècles passés, on a méconnu la science. On a voulu tout guérir avec de l'eau froide, on a annoncé des résultats impossibles; et si l'on était parvenu à exalter quelques esprits enthousiastes, l'on avait réussi surtout à jeter de la défiance dans les esprits plus sérieux et plus réfléchis.

Dans tel établissement il n'est question que de douches; dans tel autre on emmaillotte le malade depuis quatre ou cinq heures du matin jusqu'à dix et onze heures, tandis que chez le voisin on remplace le maillot de Priesnitz par une lampe placée sous un siége (moyen nouveau, dit-on, quoique connu dans tous les temps); on voit enfin, *dit-on*, dominer telle ou telle pratique selon qu'elle se trouve plus en rapport avec l'économie, avec l'exiguité du local, la rareté de l'eau, ou selon qu'il plaît au directeur industriel d'ordonner au directeur médical dans l'intérêt de la *compagnie*. Et l'on nomme cela l'hydrothérapie arrachée à l'empirisme, l'hydrothérapie *rationnelle !*

Au milieu de ces contradictions, l'embarras des médecins a dû être grand, beaucoup hésitent encore avant de conseiller à leurs malades le traitement hydrothérapique. Et ici je ne parle que des médecins haut placés, au courant du mouvement scientifique de tous les jours, au courant des hommes comme des choses. Beaucoup d'autres, malgré une valeur réelle, sont encore plus hésitants : ils ne connaissent l'hydrothérapie que de nom, ou bien ils sont tombés sur quelqu'un de ces livres dont je parlais il n'y a qu'un instant, et leur suspicion est légitime. Je ne dis rien de ceux qui, par parti pris, par paresse ou par jalousie, sont les ennemis quand même de tout progrès : ce sont les aveugles volontaires de la profession.

J'ai l'intention de publier un travail clinique sur les maladies chroniques, et par suite sur l'application de l'hydrothérapie : mais, à mesure que je fouille dans mes cartons, je vois la besogne grandir et l'heure de la publication s'éloigner. Ce sont ces motifs qui m'engagent, en attendant mieux, à faire connaître l'état de l'établissement de Brioude et le résumé des résultats obtenus.

Les pages qui vont suivre sont comme un programme du livre que je prépare ; elles me fournissent l'occasion de faire cesser toute confusion, de dire comment j'entends l'hydrothérapie et un établissement hydrothérapique, de déclarer enfin que je ne crois pas qu'un seul remède, quelque variées qu'en soient les applications, puisse suffire pour combattre toutes les maladies chroniques qui se présentent chaque jour, dans la pratique, si nombreuses, si variées et si complexes. Je tiens aussi à constater que l'établissement que j'ai fondé à Brioude n'est pas seulement un *Établissement Hydrothérapique*, mais encore et surtout, une *Maison Spéciale dans laquelle, à côté des procédés hydrothérapiques appliqués de la manière la plus large, se trouvent réunis tous les moyens capables de contribuer, pour une part quelconque, à la guérison ou au soulagement des maladies chroniques.*

Brioude, juillet 1856.

---

Je n'ai rien à changer à ce que je disais en publiant la première édition de cet écrit. Les exigences d'une clientelle étendue, la direction d'un établissement important, d'autres travaux imprévus ne m'ont pas permis de terminer encore mon Traité de l'hydrothérapie et des maladies chroniques; c'est pour ces motifs que je publie cette seconde édition, augmentée de trois lettres importantes et des titres d'un grand nombre d'observations nouvelles avec l'indication des résultats obtenus.

Brioude, 20 janvier 1864.

---

# EN QUOI CONSISTE L'HYDROTHÉRAPIE ?

## QUE DOIT ÊTRE UN ÉTABLISSEMENT HYDROTHÉRAPIQUE ?

*A M. le Professeur* Lo..... (1).

Monsieur et honoré Maître,

Je réponds aux questions posées dans la lettre que vous m'avez fait l'honneur de m'adresser.

1°. *En quoi, selon moi, consiste l'hydrothérapie, quelle est ma définition de cette méthode de traitement ?*

De même qu'elle a reçu différents noms, *hydrosudopathie*, *hydropathie*, *hydriatrie*, *hydrothérapie*, *hydrothérapeutique*, *etc.*, l'Hydrothérapie a subi un assez bon nombre de définitions. Engel disait en 1840 : *C'est un traitement qui a pour but d'exciter et de*

(1) A part quelques modifications, cette lettre a déjà été publiée ailleurs.

*régler, sans le secours des médicaments, la force médicatrice innée à l'organisme, pour guérir les maladies. L'emploi extérieur de l'eau froide, son administration à l'intérieur, la transpiration produite par l'accumulation de la chaleur organique autour du corps, la diète, un régime approprié, sont les seuls moyens qu'il emploie pour arriver à ce but.*

En 1843, M. Legrand définissait l'hydrothérapie : *Une méthode qui consiste à employer l'eau froide à l'intérieur et à l'extérieur, de manière à augmenter la tonicité de la peau et à exciter les sécrétions cutanées.*

On lit dans le *Dictionnaire des Dictionnaires* (supplément) la définition suivante : *L'hydrothérapie est une médication systématique consistant dans l'emploi simultané et combiné de l'eau froide intus et extra et de la sudation provoquée par l'action du calorique rayonnant du corps humain.*

On lit dans un mémoire daté de 1851 : *L'eau froide employée à l'intérieur sous forme de boisson, et appliquée extérieurement sous forme de lotions, affusions, bains et douches; l'excitation de la transpiration cutanée par un procédé particulier; l'emploi méthodique de l'exercice musculaire et enfin le régime alimentaire convenablement dirigé, voilà l'ensemble des moyens qui constituent la méthode curative connue sous le nom d'hydrothérapie.*

Je ne veux pas multiplier les citations; celles qui qui précèdent suffisent pour faire voir que l'on est loin de s'entendre et je craindrais de trop démontrer, malgré moi, qu'au lieu d'élucider la question, on l'obscurcit au contraire en interrogeant ceux qui s'en sont occupés.

Pour les uns, l'hydrothérapie consiste dans l'application de l'eau froide *intus et extra* combinée avec la transpiration produite par des procédés particuliers : pour d'autres, et notez que je déduis de la pratique de divers médecins dits hydropathes, pour d'autres l'hydrothérapie est l'administration de l'eau froide. Parmi ces derniers, tandis que les uns emploient un grand nombre de pratiques, d'autres se bornent, ou à peu près, à l'administration de quelques douches qu'ils s'imposent de donner eux-mêmes, et cela se nomme une *séance hydrothérapique*. Quelques-uns veulent bien aussi admettre, parmi leurs agents, l'exercice et le grand air qui sont, heureusement, à la disposition de tout le monde et de toutes les médications.

Vous verrez un peu plus loin, Monsieur, que mon *hydrothérapie combinée* marche avec des engins plus nombreux contre les maladies chroniques; vous trouverez, dans son arsenal, des appareils spéciaux, des bains russes, des étuves de toute sorte, des salles de respiration, de pulvérisation, etc., etc.

Une définition qui s'applique à toutes les manières de procéder, qui puisse être admise par le plus grand nombre des médecins est donc chose bien difficile. Les noms mêmes par lesquels l'on a désigné l'objet qui nous occupe sont différents et expriment rigoureusement des idées très-diverses.

Mais qu'importent les discussions de mots qui ne produisent en général qu'un mince profit ; qu'importe même que nous éprouvions de l'embarras à trouver une bonne définition? Voyons plutôt la chose elle-même, voyons ce qu'elle doit être pour atteindre le but que nous nous proposons.

Quels sont les malades qui se soumettent à l'hydrothérapie? Ce sont ceux qui ont épuisé toutes les ressources ordinaires de la thérapeuthique; qui se sont adressés en vain aux eaux thermales de tout genre, aux bains de mer, à l'électrisation, etc.; qui ont mis en défaut le savoir des maîtres dans l'art de guérir, et qui ont subi l'exploitation des parasites de la profession. Ce sont ceux qui portent une de ces affections contre lesquelles tout échoue en général, qui sont entachés d'une diathèse, d'une affection constitutionnelle; qui sont atteints d'une maladie qui a profondément altéré tout l'organisme, ou bien d'une de ces maladies obscures qui empruntent des symptômes à toutes les fonctions de l'économie. Ce sont enfin les malades désespérés, *condamnés* comme on le dit dans le monde.

Pour de pareils sujets, il faut un traitement actif, énergique, il faut une médication à grandes ressources, capable de remplir des indications très-diverses, opposées parfois.

L'hydrothérapie *combinée* est cette médication. Dans un travail adressé à l'Académie en 1849, j'ai démontré, je crois, qu'elle peut, selon les procédés mis en usage, devenir tour-à-tour :

1°. Hygiénique;

2°. Prophylactique;

3°. Antiphlogistique ;
4°. Antispasmodique, calmante, sédative ;
5°. Tonique et excitante, reconstitutive ;
6°. Altérante, résolutive, spoliatrice ;
7°. Dépurative ;
8°. Adjuvante ou auxiliaire.

Je vais plus loin, je dis que dans certains cas l'hydrothérapie doit être *empirique*. Et ne vous étonnez pas du mot, car vous faites à chaque instant de l'empirisme, comme en ont fait tous les grands médecins de toutes les époques, comme ils en feront toujours. Dans bien des cas, si les localisateurs, si les rationalistes étaient conséquents, ils s'abstiendraient de toute médication, car il est des circonstances où, pour être raisonnable, conforme à l'expérience, le traitement doit être empirique. Je reviendrai plus tard sur tous ces points que je ne puis qu'énoncer ici.

Pour posséder une puissance comme celle que je viens de dire, pour produire des effets aussi variés, l'hydrothérapie doit disposer de moyens nombreux et énergiques. Et croyez-le, Monsieur, ces moyens existent pour celui qui, sans idée préconçue et ne voyant que le but à atteindre, cherche autour de lui. Pour celui qui a appris, par une longue et attentive expérience, ce que l'on peut produire avec l'eau seule administrée à diverses températures et par des procédés variés. Pour celui qui, prenant les choses utiles partout où elles se trouvent, sait tirer un parti convenable des lotions, des affusions, des demi-bains, des bains de piscine, des applications du drap mouillé, des douches de différentes formes, des bains locaux, des bains de pieds, des bains de siége, des enveloppements dans les couvertures avec ou sans provocation de la transpiration, des applications locales d'eau froide au moyen de compresses plus ou moins tordues plus ou moins fréquemment renouvelées ; pour celui qui sait choisir les exercices, les varier comme durée, les combiner, donner à l'eau la température qui convient, et qui sait approprier toutes ces choses aux cas qui se présentent.

Mais ne perdons pas de vue que les malades qui s'adressent à l'hydrothérapie sont des malades *de rebut*, qui vont là comme à une ressource dernière et presque en désespoir de cause. Eh bien, l'eau froide, administrée par les mains les plus expérimentées, serait souvent insuffisante ou bien n'arriverait au but que d'une manière lente et incertaine, et il est utile, *rationnel*, *honnête* même, de combiner avec les moyens de l'hydrothérapie d'autres agents, tels que les bains de vapeurs; les bains russes et orientaux combinés ou non avec l'emploi de l'eau froide ; les douches de vapeur, les eaux minérales, et c'est d'ailleurs bien encore de l'hydrothérapie, puisque l'eau chaude ou froide, liquide ou à l'état de vapeur, simple ou minéralisée, joue le rôle capital.

Voilà, Monsieur, comment j'entends l'hydrothérapie. C'est, vous le voyez, une méthode complexe, riche en moyens, difficile, exigeant une longue habitude et que l'on doit s'étonner de voir administrée ar le premier venu dépourvu d'instruction spéciale préliminaire, et sans autre ressource qu'un mince filet d'eau froide et quelques appareils de fantaisie, ménagers de l'eau, ménagers de l'espace.

En répondant à votre premièrequestion, Monsieur, j'ai répondu déjà en partie à la seconde, *quelle doit être l'organisation d'un bon établissement hydrothérapique?* Je vais donc terminer en quelques mots.

L'établissement qui aurait à discrétion de l'eau froide, qui disposerait d'une suffisante quantité d'eau chaude, qui posséderait des bains et douches de vapeurs, un bain russe bien établi, etc., serait encore, à mon sens, un établissement insuffisant, défectueux, mal entendu, et j'espère que vous allez partager mon avis.

Ainsi que je le disais il n'y a qu'un instant, les malades qui s'adressent à l'hydrothérapie sont porteurs de maladies anciennes, rebelles, souvent très-compliquées, pour lesquelles tout a été essayé sans résultat. Un établissement hydrothérapique est leur dernier refuge, ils doivent y trouver réunis tous les moyens capables de concourir au but qu'ils recherchent, la guérison. Peut-être me direz-vous qu'alors il ne s'agit plus d'un établissement hydrothérapique? Que m'importe, à moi, qu'importe au malade que l'établissement porte tel ou tel nom. Qu'est-ce que nous voulons ? La guérison si cela se peut, et du soulagement si l'on ne peut mieux. Ne reconnaissant pas à l'eau froide le pouvoir de guérir toutes les maladies, il est de mon devoir de réunir les diverses ressources capables de concourir au but désiré, et bien souvent, c'est par la *combinaison* de plusieurs moyens que ce but est atteint. Autant les maladies sont variées, autant doivent l'être aussi les agents de curation. C'est cette pensée qui m'a dirigé dans l'organisation de l'établissement de Brioude, je n'ai qu'à m'en applaudir. A côté des procédés de l'hydrothérapie proprement dite organisés sur la plus large échelle, j'ai placé un bain russe avec une douche et une piscine; des bains et des douches de vapeur; des étuves à air chaud desservies aussi par une douche et une piscine; une étuve à dégagement de vapeurs térébenthinées, dans laquelle l'air arrive chargé de vapeurs de goudron ou de résine de pin. D'autres étuves sont disposées de manière à permettre le dégagement de vapeurs iodées, sulfureuses, etc. Les malades atteints de maladies des voies respiratoires se présentant très-souvent, j'ai dû compléter le système d'étuves qui leur convient en y adjoignant une salle de respiration, des appareils à pulvérisation des liquides médicamenteux, des appareils respiratoires individuels. L'hémospasie trouve aussi souvent son application ainsi que l'électricité, et ce serait se priver de ressources précieuses dans certains cas, que de ne pas disposer d'appareils pour l'administration de ces puissants agents.

La gymnastique, enfin, le massage, des appareils à mouvement, complètent la série des moyens que je crois devoir faire partie d'un établissement destiné au traitement des maladies chroniques, sans exclusion, bien entendu, des ressources fournies par la matière médicale. Je n'ai pas besoin d'ajouter que les prescriptions de l'hygiène sont attentivement suivies, que le régime, l'exercice, etc., sont l'objet d'une constante surveillance.

Voilà, Monsieur, mon *hydrothérapie combinée*, voilà ce que je possède ici. C'est à cette réunion d'agents médicateurs, c'est à leur combinaison, que je crois devoir une partie des bons résultats que j'ai obtenus. Si vous exécutez le voyage dont vous me parlez, comme le font tous les ans plusieurs confrères, donnez quelques jours à BRIOUDE. Vous verrez, et vous jugerez si j'ai raison d'agir comme je le fais, si l'hydrothérapie *combinée* ne mérite pas d'être considérée comme véritablement *scientifique*, véritablement *sage* et *raisonnable*.

Agréez, etc.

## DURÉE DU TRAITEMENT HYDROTHÉRAPIQUE,

### SES ÉPOQUES ET SES RIGUEURS.

*Lettre adressée au docteur* T.....

Les questions que vous m'adressez, mon cher confrère, pourraient servir de texte à un grand et intéressant travail. Je me propose de les traiter un jour avec tous les développements qu'elles comportent; en attendant, je vais vous donner satisfaction le plus succinctement possible.

Et d'abord quelle est la durée du traitement?

C'est toujours là la première question que posent les malades qui m'arrivent. Il semblerait naturel qu'ils demandassent s'ils peuvent guérir : eh bien! non : *Combien de temps me faudra-t-il?* voilà le premier mot de chacun après avoir raconté ses misères. Sans doute, quitter ses habitudes, ses affaires, ses affections, *dépenser son argent*, méritent considération, mais là n'est pas le motif essentiel de la question. Presque tous ceux qui, jusqu'ici, s'adressent à l'hydrothérapie ont déjà payé plusieurs tributs aux eaux minérales, aux bains de mer, et il leur semble tout naturel, qu'ici comme là, la durée du traitement fût d'avance déterminée et fixée à une vingtaine de jours en moyenne. Ma réponse à cette invariable question est toujours : *La durée du traitement sera déterminée par la maladie qui vous amène, et vous devrez le continuer jusqu'à ce que le résultat que nous cherchons l'un et l'autre et que je crois possible, sera obtenu.* En d'autres termes, la durée du traitement n'est qu'un accessoire, le fait capital c'est de guérir si cela se peut et d'obtenir le plus grand soulagement possible, si l'on ne peut mieux.

Voilà ma règle, Monsieur, et vous comprenez de reste qu'il soit impossible de fixer d'avance un terme. Il est des malades pour lesquels quelques jours, trois ou quatre semaines suffisent, tandis que pour d'autres, il faut compter par mois. Il m'est souvent arrivé d'engager à ne pas commencer, des malades qui arrivaient avec le parti pris de ne passer ici qu'un temps qui me paraissait très-insuffisant.

La durée du traitement est donc aussi variable que les malades et les maladies, mais en général elle doit être longue, si l'on prend pour terme de comparaison ce qui a lieu aux eaux minérales. L'on ne vient ici que pour des cas qui ont résisté aux ressources ordinaires de la thérapeutique et aux eaux minérales; pour des cas qui durent souvent depuis plusieurs années. Or, l'hydrothérapie n'a pas la prétention de faire des miracles, chez moi du moins, et à *vieille maladie* il faut *long traitement.*

Il est très-regrettable que le public ne comprenne pas assez cela, et parmi le public je range beaucoup de médecins. Comment veut-on qu'il soit possible de guérir en quelques jours ces vieilles affections du tube digestif, ces dérangements des fonctions qui remontent à dix et quelquefois quinze ans ? Comment veut-on qu'il soit possible de faire disparaître en quelques jours ces diathèses rhumatismale, goutteuse, herpétique, scrofuleuse, syphilitique, etc., qui font partie de la constitution et causent dans toute l'économie, dans tous les systèmes, dans tous les tissus, d'affreux ravages; ces affections nerveuses, ces névroses, qui depuis des années sont le désespoir de ceux qui les endurent et des médecins qui les soignent; ces débilitations profondes qui retiennent les individus au lit ou du moins les éloignent des conditions et des habitudes ordinaires de la vie; ces anémies, ces chloroses, ces cachexies paludéennes contre lesquelles tout a échoué; ces paralysies si nombreuses et de causes si diverses qui séparent celui qui en est atteint de ses semblables; ces vieilles et obscures maladies de la matrice, augmentées des incroyables et affreux traitements dirigés contre elles; ces névralgies de longue date, si douloureuses dans leurs manifestations, si variables dans leurs lieux d'élection et souvent liées à un état général de l'économie; ces olopathies, ces états graves qui empruntent des symptômes à tous les organes, à toutes les fonctions, auxquelles il est impossible de donner un nom, parce que tous les noms leur conviennent, etc., etc.

Tels sont, mon cher confrère, les malades qui sont généralement mon partage; ce sont, comme je l'ai dit ailleurs, des *malades de rebut*, dites vous-même s'il est possible de fixer une limite au traitement qui doit les guérir, et si ce traitement ne doit pas avoir en général une longue durée. Promettre à ces malades qu'ils en seront quittes pour quelques jours, pour quelques semaines, ne serait-ce pas les mystifier, les tromper, ne serait-ce pas aussi compromettre une méthode puissante, et faire peu de cas de la dignité de la profession?

Je vous fais un aveu. Cent fois il m'est venu à l'esprit de proposer un marché à ceux qui se récrient le plus sur la durée du traitement et de leur dire : « Vous » êtes malade depuis dix ans, quinze ans; vous avez » tout essayé sans résultat, vous avez dépensé des » sommes considérables inutilement, je vous propose » un forfait : si je vous guéris ou si je vous procure *tel* » résultat, le seul possible, vous me donnerez *tant*, » je vous garderai tout le temps qui me plaira, et » j'aurai intérêt à vous renvoyer le plus promptement » possible. Si le résultat que j'annonce n'est pas ob- » tenu, vous ne me devez *rien*. »

Si je faisais ainsi, mon cher confrère, je serais traité de *charlatan*, et pourtant, dans beaucoup de cas, le malade serait plus intéressé que le médecin qui, lui aussi, s'en trouverait mieux de toute façon. Et en agissant de la sorte ferais-je autre chose que ce que pratiquent tous les jours tant de *très-honorables* et *très-grands confrères* qui n'ouvrent leur bistouri que moyennant une belle somme réglée d'avance. Je me trompe, je ferais autre chose : je ne réclamerais le prix de mon labeur qu'en cas de succès et là serait *l'acte coupable*, là serait le *charlatanisme*. Ainsi vont les choses, mon cher confrère, force est bien de les accepter telles qu'elles sont.

Pardonnez-moi cette digression sur une manière

de faire qui mérite pourtant réflexion. Je résume ma réponse à votre première question.

Les malades et les maladies qui me sont adressés sont très-divers, par conséquent la durée du traitement doit varier beaucoup.

Les malades qui viennent ici sont porteurs d'affections anciennes, profondes, rebelles à tous les moyens ordinaires, ce sont des malades de rebut, ils doivent s'attendre, pour obtenir le résultat qu'ils recherchent, à un traitement d'une durée relativement longue.

J'ajoute, pourtant, que l'organisation de l'établissement de Brioude, la variété et la multiplicité des moyens qui s'y trouvent réunis, me permettent en général de réduire cette durée et parfois considérablement.

2°. Quelle est l'époque qui convient le mieux à la médication hydrothérapique ?

Les uns ont donné la préférence à l'*été*, et les malades sont généralement de cet avis. D'autres ont dit que le traitement est *beaucoup plus efficace pendant l'hiver*. Les premiers affirment que la réaction se fait plus rapidement et plus facilement pendant la belle saison; les seconds ont dit que cette réaction est plus *active* et plus *organique* pendant l'hiver. Les partisans de l'été ont reproché à leurs adversaires de ne se montrer favorables à l'hiver que pour attirer les malades qui font généralement défaut pendant cette saison, et les partisans de l'hiver ont répondu à leurs contradicteurs que s'ils ne reconnaissaient pas les avantages de la saison froide, c'était parce que l'organisation de leurs établissements était insuffisante. Vous le voyez, on s'est d'abord battu avec les armes de la science et puis chacun a cherché à envenimer les blessures qu'il croyait avoir faites, en usant du fâcheux instrument de la personnalité.

La vérité est, selon moi, que la médication hydrothérapique est efficace en tout temps, mais il faut, pour cela, deux conditions capitales. D'abord organisation et disposition convenables de l'établissement, et ensuite adaptation du traitement à la saison pendant laquelle on opère. Ce n'est pas le froid, ce n'est pas la chaleur qui apportent des entraves au traitement, c'est plutôt la pluie. Pendant les plus grands froids j'ai vu les malades réagir franchement, tandis que pendant les pluies d'automme, cette réaction, à laquelle on borne trop le traitement, d'ailleurs, est difficile et manque de franchise. Pendant les pluies les malades sont privés de sortir, l'exercice leur fait défaut et les galeries couvertes comme j'en possède ici, les grandes pièces, les jeux de toute sorte à l'intérieur, suffisent à peine pour faire supporter sans dommage deux ou trois journées pluvieuses.

Pour moi donc, il est démontré que la médication hydrothérapique peut fournir de bons résultats en *toute saison*, pourvu que l'on sache l'approprier au moment où l'on agit et que l'établissement soit *convenablement disposé*.

Quant aux *rigueurs* du traitement, il n'en faut point parler, parce qu'elles ne doivent pas exister. Il est bien certain que si, dès le premier jour, l'on s'avisait de plonger un malade dans une piscine, ou de lui donner une douche froide, même d'une minute de durée, on lui ferait subir une rude épreuve. J'aime à croire qu'il n'est pas de médecin qui joue à pareil jeu. Ce que je puis affirmer, c'est que j'ai eu ici bien des gens que l'idée seule de l'eau froide faisait frémir, bien des malades arrivés à un état de débilitation excessive, et jamais je n'en ai vu *un seul découragé par les rigueurs du traitement.* J'ai eu des enfants de tous les âges, j'en ai eu un de deux ans, et ils sont toujours arrivés sans difficulté à supporter les exercices que je prescrivais. Je dis plus, c'est qu'au bout de très-peu de temps le traitement devient *chose agréable*, et en le cessant, presque tous les malades se plaignent qu'il leur manque *quelque chose.* Vous pouvez donc, en toute sécurité, rassurer ceux de vos malades qui objecteraient de leur état de *faiblesse* ou de leur trop grande *sensibilité.*

Le moment viendra bientôt, j'espère, où, mieux éclairés sur l'hydrothérapie, les médecins combattront plus qu'ils le font aujourd'hui, les *préjugés* du public touchant la *durée*, les *époques* et les *rigueurs* du traitement.

Agréez, etc.

# DESCRIPTION DE L'ÉTABLISSEMENT.

L'établissement central d'Auvergne n'a point été créé tout d'un coup. C'est peu à peu, après avoir construit, démoli, reconstruit et augmenté sans cesse les moyens curatifs, en tâtonnant, en tenant compte des besoins de chaque nouveau malade, que je suis arrivé à l'état actuel. L'établissement n'est pas aujourd'hui ce qu'il était il y a un an, il ne ressemble en rien à ce qu'il était il y a quelques années, il se modifie encore chaque jour. Ce résultat est la conséquence de grands sacrifices, et surtout d'une liberté absolue. Seul maître, seul propriétaire, je n'ai jamais eu à lutter contre une volonté étrangère ou autrement intéressée, et c'est là un immense avantage.

Il est difficile, sans un plan, de faire comprendre la disposition de l'établissement; je me borne donc à dire qu'il se compose de *dix-huit* corps de logis de diverses dimensions communiquant à couvert, disposés autour des cours et jardins, et servant au traitement, au logement des malades et aux services généraux.

J'ai découvert les sources dans la propriété même; elles sont aménagées aujourd'hui dans une galerie souterraine de cinquante mètres de longueur se terminant dans une immense salle bassin d'environ cent mètres de surface. De la sorte, l'eau est maintenue en toute saison à une température constante. Il m'est impossible de dire quelle quantité d'eau peuvent fournir ces sources, je n'ai jamais pu les épuiser; mais ce que je sais, c'est que *deux cent mille litres* de consommation journalière n'en font jamais varier les niveaux.

Trois machines à feu fonctionnent dans l'établissement. La première est une machine à vapeur qui élève sans relâche l'eau qu'elle puise dans les sources pour la déposer dans les réservoirs, d'où elle coule ensuite dans toutes les parties de la maison avec des chutes qui varient de trois à dix mètres. Au moyen d'une disposition toute particulière des bassins et des robinets, les divers services sont indépendants les uns des autres, et l'on peut sans diminuer le volume des colonnes, alimenter à la fois les fontaines, les douches, les piscines, les baignoires, etc.

La chaudière de cette machine, en même temps qu'elle fournit la vapeur qui imprime le mouvement aux pompes, donne un second jet qui est lancé dans un grand réservoir en bois pour en chauffer l'eau; un troisième jet est dirigé, selon le besoin, ou bien dans les petites étuves humides et dans l'appareil à vapeur d'eau médicamenteuse, ou bien dans la grande étuve du bain russe, qui est, en outre, constamment chauffée par le tuyau de dégagement.

La seconde machine est une chaudière qui communique par deux tuyaux de va-et-vient avec la cuve d'eau chaude. De la sorte, au moyen de la *circulation continue* qui s'établit entre le bassin et la chaudière, l'eau, déjà chauffée par la vapeur empruntée à la grande machine, arrive rapidement à la température de 90 à 95 degrés. Ce second appareil est disposé de manière à fournir au besoin de la vapeur, et il sert à la buanderie où le lessivage a eu lieu, à volonté, à la vapeur ou par arrosement. Cette machine, aussi remarquable par sa simplicité que par son agencement, fournit aussi de l'eau bouillante pour le service des appareils à sudation dont je parlerai dans un instant.

La troisième machine à feu est un immense calorifère d'une disposition toute spéciale, qui fournit de l'air chaud à l'étuve sèche, à l'étuve à bains de vapeurs térébenthinées, et à celles où s'administrent les vapeurs du goudron et des autres substances qui ne cèdent pas leurs principes médicamenteux à la vapeur humide. (Je reviendrai bientôt aussi sur les étuves humides et sèches).

Le calorifère fournit encore à l'étuve où sèche avec une grande rapidité le linge du traitement, et ses tuyaux de conduite sont disposés de manière à chauffer aussi plusieurs pièces du rez-de-chaussée et du premier étage de l'un des grands corps de logis.

## HYDROTHÉRAPIE PROPREMENT DITE.

### LOTIONS, ABLUTIONS, AFFUSIONS, DRAPS MOUILLÉS, BAINS DE TÊTE, BAINS LOCAUX ; BUVETTE.

Tous ces exercices se pratiquent dans des cabinets ménagés sur une des faces des grandes salles de l'établissement. Les malades y sont à l'aise sous le rapport de la convenance, ils n'ont point à s'assujettir à de gênantes précautions pour éviter les éclaboussures, et la présence de robinets d'eau chaude et d'eau froide permet de pratiquer ces exercices à la température prescrite.

Les bains de tête et quelques bains locaux, qui exigeraient des positions gênantes, sont remplacés par de petites douches mobiles.

Les bains de pieds se prennent dans des bassins dont l'eau se renouvelle à volonté et dont le fond, disposé en plan incliné, permet de baigner les pieds à une hauteur plus ou moins grande. Les bains de jambes se prennent dans une piscine disposée d'après le même système.

Deux fontaines coulent sans cesse en deux points du jardin pour le service de la buvette, et il n'est pas un endroit de l'établissement où les malades ne puissent trouver de l'eau fraîche.

### BAINS DE SIÉGE.

C'est aussi dans des cabinets ménagés dans les grandes salles, que se trouvent, selon les besoins, des bains de siége en bois, en zinc ou en ciment, dans lesquels arrive de l'eau chaude ou de l'eau froide, qui séjourne pendant toute la durée du bain ou se renouvelle par un courant continu. Au moyen de ces dispositions, il est extrêmement facile d'obtenir du bain de siége les effets variés qu'il est capable de produire.

### DEMI-BAINS.

Ce sont de grandes baignoires qui servent à l'administration des demi-bains dont l'activité est considérable, lorsqu'ils sont convenablement donnés.

Dans certains cas, je fais passer le malade alternativement et deux ou trois fois, d'une eau de 25 à 30 degrés dans une eau froide. Pour cela, on emploie, selon que les patients sont plus ou moins ingambes, tantôt une seule baignoire dans laquelle l'eau chaude et l'eau froide se remplacent rapidement, tantôt deux baignoires jumelles garnies, l'une d'eau chaude, l'autre d'eau froide. Ce genre de demi-bain, que je nomme *alterné*, m'a souvent rendu de très-signalés services.

BAINS, PISCINES.

Les grands bains se prennent dans des piscines contenant de 26 à 40 mille litres d'eau. Deux sont placées dans des pièces contiguës aux grandes-salles de traitement de chaque sexe; la troisième est près du bain russe, et une quatrième à côté de l'étuve sèche.

Toutefois, lorsqu'il s'agit de malades qui, pour un motif quelconque doivent être isolés, les bains sont administrés dans des baignoires. Les personnes atteintes de maladies de la peau, de plaies, d'ulcères, etc., n'ont point de rapport avec les autres malades, et il leur est réservé des cabinets séparés munis de baignoires et de tous les appareils du traitement.

DOUCHES, LAVEMENTS, INJECTIONS.

Je suis, sans restriction, l'adversaire des douches placées à distance de l'établissement principal. Quelles que soient les raisons données pour justifier cette séparation, la vérité est toujours que l'on n'a pu faire autrement, faute d'eau ou faute d'espace. L'éloignement des douches prive les malades qui ne peuvent pas marcher, rebute beaucoup les ingambes au moment des grandes chaleurs et par les temps pluvieux. En outre, la surveillance devient impossible ou illusoire. Aussi, nos douches, au nombre de cinq et distinctes pour chaque sexe, sont-elles toutes dans l'établissement.

La douche des hommes, située dans un pavillon isolé, comprend trois pièces: le *vestiaire*, la *douche* proprement dite, et un *cabinet* pour douches ascendantes. Les jeux sont au nombre de sept: une douche en *pluie fine*, une en *pluie d'averse;* deux *colonnes* pouvant mesurer un diamètre de huit à trente millimètres, une douche en *cloche*, une *ondée*, enfin une douche *mobile* dirigée par le malade lui-même ou par le domestique. Cette dernière peut recevoir divers ajustages de formes et de forces différentes. La hauteur des chutes est de trente-deux pieds environ.

La douche des dames, s'ouvrant à l'extrémité d'une longue galerie couverte et à l'abri de tous les regards, offre exactement les mêmes dispositions, mais elle possède en plus une *quatrième* salle destinée aux injections.

Une troisième douche pourvue des mêmes jeux dessert le bain russe: elle est organisée de telle façon, qu'en un instant le même jet peut donner de l'eau à toutes les températures, depuis l'eau la plus froide, jusqu'à l'eau la plus chaude. Ce genre de douche, que je nomme *perturbatrice* et que j'emploie souvent avec un grand succès, a reçu des malades le nom de *persécutrice* ou du *sorcier*. C'est là aussi que s'administrent les douches tièdes, tempérées et dégourdies, mises en usage pour habituer les nouveaux venus à l'eau froide, sans secousses et presque sans qu'ils s'en aperçoivent. C'est la douche *parlementaire* des malades.

La quatrième douche, offrant les mêmes dispositions que la précédente, existe aussi dans une pièce voisine de l'étuve sèche, et la cinquième, moins utilisée, dessert au besoin deux étuves placées au premier étage.

Enfin, un tuyau mobile qui peut être introduit à travers le guichet de la porte, permet de doucher, dans l'étuve même du bain russe et sans déplacement, les malades qui ne peuvent pas marcher.

### SUDATION, ENVELOPPEMENT.

L'enveloppement et la sudation se pratiquent dans des salles mesurant une surface de 160 à 180 mètres, et possédant chacune une piscine d'une capacité d'environ 40 mille litres.

Sans en abuser, j'ajoute une très-grande importance à la sudation et à l'enveloppement, l'étendue des salles le prouve. Il s'agit, en effet, d'un moyen d'une haute valeur et capable de rendre de grands services. Cela se comprend, si l'on songe que je désigne, par ce nom générique, depuis l'enveloppement dans le drap mouillé qui soustrait du calorique, jusqu'à l'enveloppement avec production de sueurs pendant deux heures et plus. On n'est pas partout convaincu de cette importance, tant pis : je crois être dans la bonne voie, et j'en ai pour garants les résultats obtenus sur des malades qui avaient été précédemment traités sous d'autres directions. Mais cette partie du traitement exige des conditions qui ne peuvent se trouver réunies partout : immenses salles, énorme quantité d'eau froide, outillage nombreux, coûteux et d'un entretien difficile ; eau bouillante à discrétion. Les pièces destinées à l'enveloppement ou à la sudation occupent ici, en y comprenant les galeries qui les précèdent, une surface de cinq cents mètres au moins ; la quantité d'eau dépensée par les piscines s'élève à plus de cent mille litres par jour, sans compter celle employée aux lotions, aux affusions, et aux demi-bains prescrits aux malades qui ne doivent point faire usage de la piscine.

La production d'une abondante transpiration offre souvent de grandes difficultés. J'ai vu chez moi, dans les premiers temps de mon établissement, et l'on voit ailleurs tous les jours, des malades attendre en vain, dans le maillot de Priesnitz, la sueur pendant cinq, six heures et plus. Aussi a-t-on toujours cherché des moyens capables de produire le résultat tant désiré et si peu obtenu.

Les uns font envelopper les malades dans leur lit même et les surchargent de couvertures et d'édredons, après les avoir emmaillottés, garrottés, de manière à rendre tout mouvement impossible. Ce procédé, outre qu'il est pour tous les patients une *vraie torture*, a l'inconvénient *d'infecter et de mouiller* le lit de ceux sur lesquels il réussit, et de plus, lorsqu'ils ont transpiré, les malades se trouvent *éloignés du lieu où ils doivent se baigner*.

Quelques-uns ont essayé de la caisse dite à bains de vapeurs ; d'autres ont voulu asseoir les malades sur un fauteuil à claire-voie et, après les avoir enveloppés d'une couverture de laine, ils allument sous le siége une lampe à alcool. Ce procédé qui, quoi que l'on en dise, est loin d'être nouveau, fatigue énormément et doit être suspendu au bout de quelques jours : il brise les malades, donne des maux de tête et produit des syncopes. Ce que je dis, je l'ai vu, et cela résulte aussi des aveux des partisans de ce moyen et de la défaveur qu'ils cherchent à jeter sur la sudation. Je ne puis m'empêcher d'ajouter que mes visites dans des établissements qui font transpirer les malades dans leurs lits ou qui emploient le fauteuil, m'ont convaincu que partout *l'espace manquait pour faire autrement et mieux*.

Je pourrais citer des établissements dans lesquels chaque malade dispose à peine d'un petit cabinet qui n'a pas deux mètres de côtés, et où je n'ai pu découvrir qu'une très-petite piscine destinée à tous les cas et à tous les malades, et qui, je crois, n'existe que pour la montre.

Je l'ai dit, j'attribue par expérience une très-grande importance à la sudation, et j'ai été très-heureux le jour où j'ai imaginé *mon appareil à sudation* (1). Depuis ce moment, l'activité de l'établissement a doublé.

(1) Voir, pour la description, ma Notice à l'Académie.

Au bout d'un quart d'heure, d'une demi-heure au plus, la transpiration est arrivée et je puis, lorsque l'indication existe, pousser l'opération jusqu'à faire ruisseler la sueur sur le sol. Et, avantage inappréciable, les malades peuvent être soumis à la sudation tous les jours pendant *plusieurs mois de suite, sans fatigue* et sans interruption autre que le dimanche.

L'application de *l'appareil* dit *à sudation* est ici la règle, mais j'en fais employer quelquefois un autre imaginé depuis peu, auquel j'ai donné le nom *d'appareil calorifère.* Il consiste en un réservoir mobile dans lequel un courant d'air est fortement chauffé au moyen d'une lampe à esprit de vin et projeté dans le lit du malade. Ce dernier procédé est moins embarrassant, d'un usage plus commode, mais je le trouve plus fatigant. Dans certains cas, les deux appareils sont employés conjointement.

J'ai fait construire aussi les fauteuils à sudation dont je parlais il n'y a qu'un instant, mais plutôt comme collection que comme moyen très-employé. Je le réserve pour les cas dans lesquels je veux produire, par la chaleur, une vive et brusque perturbation. Ce moyen est employé tout au plus pour deux ou trois malades chaque année et pendant quelques jours seulement.

Enfin, je provoque aussi la transpiration dans une étuve. Je m'occuperai bientôt de ce sujet, que je ne fais qu'indiquer ici pour compléter ce qui se rapporte à la sudation.

# MOYENS PRIS EN DEHORS

## DE L'HYDROTHÉRAPIE PROPREMENT DITE.

### BAIN RUSSE, ÉTUVE HUMIDE.

L'utilité des étuves humides est un fait depuis longtemps reconnu. Les habitudes d'un peuple tout entier, les essais qui ont eu lieu chez nous, les services que ce moyen thérapeutique peut rendre, sont des motifs suffisants pour expliquer pourquoi j'ai voulu posséder un bain russe dans mon établissement.

Le BAIN RUSSE, qui occupe à lui seul un bâtiment spécial, se compose de *l'étuve* proprement dite, d'une *douche*, d'une *piscine* et d'un *vestiaire*.

*L'étuve*, vaste pièce voûtée qui mesure une surface de 40 mètres, est garnie sur deux faces de gradins étagés sur lesquels les malades se couchent. La vapeur arrive par des tuyaux empruntés à la chaudière de la machine à vapeur, et l'air s'y renouvelle au moyen d'une énorme bouche de trente centimètres de diamètre qui verse sans relâche de l'air chaud. Des cheminées d'appel établissent un courant plus ou moins rapide au moyen duquel la température est graduée avec la plus grande facilité, et une fontaine placée vers le milieu d'un des côtés, devant une croisée, sert à la boisson et à l'alimentation des bassins dans lesquels les malades trempent les linges dont ils se couvrent la tête. La température moyenne varie de 36 à 42 degrés selon les cas, et se règle, selon l'indication, au moyen de thermomètres placés à la portée du baigneur ou de la baigneuse.

### BAINS DE VAPEURS HUMIDES MÉDICAMENTEUSES.

J'ai fait construire, à cet effet, une petite étuve toute spéciale. La vapeur arrive avec une pression de deux atmosphères, à travers un réservoir surmonté d'une cassolette garnie de substances capables de céder leurs principes à l'eau. C'est là que s'administrent des vapeurs chargées du principe actif des produits du règne végétal, spécialement des plantes aromatiques, de la scille, de la digitale, des varechs et aussi de quelques produits minéraux, tels que l'iode et certains de ses sels, des chlorures, des sulfures, etc.

A côté de l'étuve, existe un cabinet muni d'un appareil par encaissement, destiné aux cas dans lesquels la muqueuse respiratoire doit être mise à l'abri du médicament.

### ÉTUVE SÈCHE.

Si l'étuve humide est capable de rendre des services, l'étuve sèche, j'en suis certain, en peut rendre de plus grands encore. C'est là que les affections rhumatismales, dartreuses, certaines névralgies, et cette insurmontable atonie de la peau, si fréquente dans les maladies chroniques, trouvent un puissant remède, lors surtout que ce remède est employé concurremment avec les pratiques hydrothérapiques.

Mon étuve sèche, qui peut recevoir à la fois plusieurs personnes, est chauffée par le grand calorifère dont j'ai parlé. J'ai voulu éviter ces appareils à fourneaux directs qui chauffent par les conduits de flamme ou de fumée passant sous le sol, et dont il est difficile de régler la marche. Comme la quantité d'air chaud versée est énorme, la soupape de la cheminée d'appel reste constamment ouverte, et permet un renouvellement rapide et incessant de l'air, qui n'est jamais vicié. La température de l'étuve se règle, en moyenne, entre 60 et 70 degrés ; les malades s'y trouvent très à l'aise, et peuvent y séjourner jusqu'à 50 et 60 minutes. ***J'ai pu y rester* 15 *minutes avec une température de* 85 *degrés.***

L'étuve sèche est souvent pour moi, ai-je dit, un moyen de provoquer une abondante sueur, et dans ces cas, après un séjour plus ou moins long, les malades vont continuer la transpiration sur un lit.

En général, après un séjour de 20 à 50 minutes dans l'étuve, les malades vont à la douche, à la piscine ou au demi-bain. C'est pour ces divers services que le système de l'étuve sèche se compose de six pièces : le vestiaire, l'étuve, la douche, la piscine, et enfin deux chambres de sudation garnies de lits, l'une pour les hommes, l'autre pour les dames (1).

### BAINS DE VAPEURS TÉRÉBENTHINÉES.

Depuis quelque temps, l'attention des médecins a été

(1) Les observations que j'ai pu faire au sujet de l'étuve sèche, de sa construction, de sa température énorme, en apparence, sont extrêmement remarquables ; je leur réserve, dans mon ouvrage, un chapitre spécial.

appelée sur une forme de bain d'étuve sèche, désignée sous le nom de *bain de vapeur térébenthinée*. Les résultats annoncés ont dû me déterminer à ajouter ce nouvel agent à ceux que possédait mon établissement.

Au moyen d'un appareil placé dans la chambre à air chaud du calorifère, nous opérons la distillation des copeaux de pin, et par des registres disposés d'une façon particulière nous pouvons à volonté, l'appareil étant chargé, envoyer des vapeurs résineuses dans l'étuve, ou les supprimer.

### ÉTUVE A VAPEURS DE GOUDRON, DE TÉRÉBENTHINE, DE TOLU, D'IODE, ETC.

Mais ce ne sont pas seulement des vapeurs tirées des copeaux de pin que j'ai voulu pouvoir administrer : la médication par l'air chargé de substances médicamenteuses mérite de jouer un rôle plus large. C'est pour cela qu'une seconde étuve à courant d'air chaud extrait du grand calorifère a été construite, afin que, dans certains cas, les malades puissent être soumis aux vapeurs de *tolu*, de *goudron*, de *soufre*, d'*iode*, de *chlore*, etc.

J'ai entrepris d'appliquer les étuves dont je viens de parler au traitement des maladies graves de la poitrine. Les résultats que j'ai déjà obtenus me font un devoir de continuer mes tentatives, d'augmenter, de modifier mon système, et je n'y manquerai pas. Je termine, en ce moment, un travail spécial à ce sujet.

Je n'ai pas besoin d'ajouter que certaines maladies

de la peau trouvent, dans l'usage de ces étuves, un remède de la plus haute importance.

SALLES ET APPAREILS A RESPIRATION.

L'administration des substances volatilisables, au moyen des étuves sèches et humides, ne peut être que momentanée ; il est impossible de tenir longtemps des malades à cette température, et cependant, pour produire de bons résultats, certaines substances, l'iode et le goudron par exemple, exigent un long et fréquent emploi à l'état de vapeurs. J'ai essayé les divers appareils imaginés jusqu'ici, et aucun d'eux n'a pu me satisfaire pleinement. J'en suis venu à faire séjourner les malades plus ou moins longtemps dans une salle à température convenable où, en causant, lisant ou travaillant, ils peuvent respirer les vapeurs médicamenteuses. Dans certains cas aussi, je me sers des appareils individuels à inhalation de divers systèmes.

APPAREILS HÉMOSPASIQUES.

La raréfaction de l'air atmosphérique a été mise à profit en médecine ; les praticiens ont eu souvent à s'applaudir de l'emploi des grandes ventouses ou appareils Junot, la thérapeutique des maladies chroniques devait tirer parti de ce puissant moyen. Il est certains cas dans lesquels une dérivation énergique souvent répétée est de la plus grande utilité ; je ne devais donc pas négliger ces agents, et l'établissement se trouve pourvu de plusieurs grandes ventouses.

### BAINS D'AIR COMPRIMÉ.

Les travaux de MM. Tabarié, Pravas et Bertin ont annoncé au public médical les bons effets des bains d'air comprimé. Je ne partage pas toutes les espérances des auteurs que je viens de citer; néanmoins, ne fût-il utile que dans un nombre de cas très-restreint, une chambre à air comprimé doit figurer parmi mes autres moyens.

### APPAREILS ÉLECTRIQUES.

L'électricité, si souvent exaltée et si souvent abandonnée en médecine, a reçu dans ces dernières années une nouvelle consécration; son emploi a été singulièrement régularisé, soit par des appareils plus maniables, soit par de nouveaux modes d'administration. Je dois déjà à l'application de ce puissant agent d'heureux résultats, et tous les jours j'en fais l'application sur quelques malades. Je possède des piles ds diverses formes, une machine à plateau est à ma disposition, mais les appareils dont je me sers le plus habituellement sont ceux de MM. Breton, de M. Morin surtout et un troisième qui m'est propre.

### GYMNASTIQUE.

La gymnastique, qui faisait partie de l'éducation et des habitudes des peuples de l'antiquité, est trop négligée de nos jours, malgré un retour plus apparent que réel. Au point de vue de l'hygiène comme au point de vue de la thérapeutique, la médecine trouve pourtant, dans les exercices corporels bien dirigés, de précieux auxiliaires; c'est dans les affections générales, dans les maladies chroniques, que les avantages de l'exercice sont patents. Aussi, n'ai-je pas manqué de comprendre la gymnastique parmi mes moyens de curation. Mais peu importe à mes malades de devenir aptes à faire des tours de force : les sauts périlleux me tentent peu, li nous faut une gymnastique utile comme remède, des exercices rationnels; aussi me suis-je inspiré des idées de Clias, de Schræber, et surtout de Ling, le célèbre gymnasiarque suédois. Mais si je tiens peu à former des acrobates, je considère cependant comme important que la gymnastique soit tout à la fois un exercice salutaire et un amusement, au lieu d'être réduite à quelques ridicules pendiculations exécutées à l'aide de boudins de fil de fer plus ou moins pompeusement nommés. Afin que les exercices soient dirigés vers un but utile et toujours sans danger, j'ai attaché à l'établissement un professeur spécial qui surveille les malades d'après mes indications.

### APPAREILS A MOUVEMENT.

Dans certains cas, la gymnastique doit se limiter et s'adresser seulement à telle ou telle articulation. Cette indication est remplie au moyen d'appareils à mouvement, dont l'idée est puisée le plus souvent dans les ingénieux travaux du professeur Bonnet.

### APPAREILS A PULVÉRISATION.

Parmi la série des moyens que j'ai réunis pour contribuer au soulagement des malades et pour répondre aux diverses indications qui peuvent se présénter, je n'ai pas pu oublier les appareils à pulvérisation des liquides, introduits dans la thérapeutique par M. Salu-Girons. La diète respiratoire du savant rédacteur de la Revue médicale est représentée ici, non-seulement par ses appareils, qui administrent le liquide médicamenteux sous forme de poussière et le font pénétrer dans les ramifications bronchiques, mais encore par les étuves dont j'ai déjà parlé, qui l'introduisent dans l'économie sous forme de vapeurs.

### EAUX MINÉRALES.

On a dû voir que je ne suis point guidé par une idée exclusive, que je m'empresse d'accueillir et de rendre tributaires de l'établissement les moyens capables de concourir au traitement des maladies choniques. Je ne puis donc méconnaître la valeur des eaux minérales. Je regrette sans doute, comme beaucoup d'esprits sérieux, que beaucoup d'obscurité règne encore sur cette partie importante de la thérapeutique; je déplore les exagérations intéressées qui cachent la lumière et la vérité; mais, profitant des faits certains et de l'expérience, il m'arrive souvent de prescrire aux malades de l'établissement les eaux de diverses sources minérales et toujours les eaux naturelles, réduisant l'emploi des eaux artificielles à l'administration de quelques bains.

Telle est l'organisation de l'établissement de Brioude, telle est la nombreuse série des moyens qu'il possède pour combattre les maladies chroniques.

# TITRES RÉSUMÉS D'OBSERVATIONS

## RECUEILLIES DANS L'ÉTABLISSEMENT.

Mes observations sont rangées sous 24 titres, mais il est important de se souvenir que nous avons à faire à des maladies chroniques, et qu'il ne peut rien y avoir de très-absolu dans mon classement. Tel cas qui se trouve dans telle catégorie présente, par exemple, des phénomènes qui le rapprochent de plusieurs autres.

### SECTION 1re. — MALADIES DE L'ESTOMAC ET DES INTESTINS.

1. Très-ancienne affection du tube digestif; faiblesse, digestions difficiles, un peu de toux, constipation, vomissements, douleurs névralgiques à la face. *Guéri.*

2. Habitudes sédentaires, langue blanche, bouche mauvaise, appétit nul, digestions pénibles, constipation, affaiblissement considérable. *Guéri.*

3. Pesanteur d'estomac, lenteur de la digestion, angoisses, pesanteur aux lombes, constipation, pertes séminales, sommeil lourd; malade depuis 10 ans, insuccès des eaux thermales. *Guéri.*

4. Dérangement des fonctions digestives. *Guéri.*

5. Atonie du tube digestif, syncopes. *Guéri.*

6. Affection du tube digestif à symptômes graves ayant résisté à toutes les médications. *Observation très-intéressante.* *Guéri.*

7. Gastro-entérite chronique. *Guéri.*

8. Affection chronique du gros intestin, congestion hémorroïdale suite de l'abus des drastiques, nosomanie. *Guéri.*

9. Affection très-ancienne de l'estomac, débilitation. *Traitement incomplet.* *Amélioré.*

10. Inappétence, vomissements après les repas, selles rares, maigreur extrême, surexcitation nerveuse. *Guéri.*

11. Constipation et diarrhée alternatives, sensation de brûlure à l'anus, gargouillements, éructations, mouvements fébriles, insomnie. *Traitement à reprendre.* *Amélioré.*

12. A la suite de quelques troubles de la digestion, traitement trop continué par les débilitants et la diète, digestions difficiles, constipation, vomissements, constitution délabrée. *Guéri.*

13. Constitution minée par de longues souffrances, digestions des plus pénibles, douleurs épigastriques constantes, maigreur excessive. *Traitement trop court.* *Amélioré.*

14. Atonie du tube digestif et générale consécutive, pas d'appétit, digestions extrêmement difficiles, alternatives de diarrhée et de constipation, sécheresse extrême de la peau, teint blafard, etc. *Guéri.*

15. Digestions difficiles, vomissements de matières glaireuses, constipation et diarrhée alternatives, enflure des jambes, bouffissure. *Guéri.*

16. Lésion organique de l'estomac avec tumeur manifeste. C'est presque malgré moi que le malade a suivi le traitement; une amélioration telle a eu lieu que j'ai cru un instant avoir porté un diagnostic erroné. Cette amélioration a duré un an. *Amélioré.*

17. Atonie du tube digestif et générale à la suite de traitements intempestifs ; alimentation réduite à quelque peu de lait et de bouillon de veau. *Cas remarquable.* *Guéri.*

18. Vomissements très-fréquents, maigreur et faiblesse extrêmes. Tumeurs dans toute la région de l'estomac et du ventre de nature douteuse. — La malade avait repris de la force et de l'appétit. *Amélioré.*

J'ai appris sa mort plus tard.

19. Atonie générale et surtout du tube digestif, prolapsus du rectum, diarrhée, hémorrhoïdes. *Guéri.*

20. Inflammation chronique de tout le tube digestif, vomissements. *Amélioré.*

(Guéri depuis).

21. Atonie du tube digestif. *Guéri.*

22. Gastrite chronique. *Guéri.*

23. Gastro-entérite chronique. *Amélioré.*

*Traitement incomplet.*

24. Gastro-entérite chronique améliorée d'abord, guérie plus tard. *Guéri.*

25. Atonie du tube digestif, chlorose. *Guéri.*

26. Atonie du tube digestif. *Guéri.*

27. Difficulté très-grande de la digestion, vomissements, douleurs vives. *Guéri.*

(Depuis trois ans, cette malade porte la ceinture mouillée ; si elle la quitte, la digestion devient paresseuse).

28. Atonie du tube digestif. Boulimie. *Guéri.*

29. Gastro-entéralgie. *Guéri.*

30. Gastro-entérite chronique, vomissements, douleurs vives, constipation, mauvaise alimentation. *Guéri.*

31. Gastro-entéralgie, perte d'appétit, faiblesse exces-

sive, constipation, nosomanie, découragement. *Amélioré.* (Guéri depuis).

32. Ulcère simple de l'estomac, empâtement notable à gauche, alimentation impossible. L'empâtement a disparu, la digestion se fait bien. Je considère la malade comme guérie. *Guéri.*

SECTION 2e. — GASTRALGIE.

1. Gastralgie liée à une grossesse chez une femme très-chétive. Cette observation est remarquable, non seulement par la cessation de l'affection de l'estomac, mais à cause de l'état de gestation. Les forces se sont rétablies avec les fonctions digestives. *Guéri.*

2. Gastralgie liée à un état nerveux général. *Guéri.*

3. Gastralgie, constitution excitable, faiblesse et amaigrissement extrêmes, insuccès de plusieurs traitements et des eaux. *Guéri.*

4. Gastralgie, quelques douleurs rhumatismales, maux de tête, chaleur dévorante, incapacité de travailler. *Guéri.*

5. Gastralgie, affaiblissement et maigreur extrêmes, perte d'appétit, digestion des plus pénibles, pertes séminales, découragement, insuccès de tous les traitements. *Traitement trop court.* *Amélioré.*

6. Gastralgie très-ancienne. *Guéri.*

7. Gastralgie remontant à plusieurs années, vomissements par accès ; les digestions sont tantôt faciles tantôt pénibles ; idées tristes, insuccès des eaux thermales. *Guéri.*

8. Gastralgie, chloro-anémie. *On avait cru à une lésion organique.* *Guéri*

9. Gastralgie ancienne. *Guéri.*

10. Envie constante de vomir, chaleurs à l'épigastre, élancements sur tout le corps, hypocondrie. *Guéri.*

11. Gastralgie et entéralgie ; surexcitation nerveuse. *On croyait à une maladie de matrice qui n'existait pas. Guéri.*

12. Gastralgie simple, inconstance qui fait que la malade court de médecin en médecin ; surexcitation nerveuse, stérilité. *Je n'ai pu retenir la malade.* *Rien.*

13. Douleurs excessives après les repas, vomissements qui n'ont pas lieu si la malade reste au lit. Tous ces phénomènes morbides disparaissent après quelque temps de traitement, et la malade a quitté l'établissement malgré moi. *Sans nouvelles.*

14. Gastralgie, état nerveux. *Le traitement aurait dû être continué.* *Amélioré.*

15. Gastralgie. *Rien.*

16. Gastralgie, cas douteux. *Amélioré.*
*Traitement insuffisant.*

17. Gastralgie très-rebelle. *Amélioré.*

18. Dérangement des fonctions digestives, anémie, gastralgie. *Guéri.*

19. Gastralgie. *Guéri.*

20. Gastralgie, surexcitation à la suite de violents chagrins. *Guéri.*

21. Gastralgie rebelle. Eeux minérales sans résultat ; trois saisons de traitement. *Guéri.*

22. Gastro-entéralgie, tumeur du ventre. *Plus de nouvelles.* *Amélioré.*

23. Gastralgie, hystéralgie. *Guéri.*

24. Gastralgie, onanisme. *Guéri.*

25. Gastralgie. *Guéri.*
26. Gastralgie, hystérie. *Amélioré.*

SECTION 3e. — MALADIES DU FOIE ET DE LA RATE.

1. Affection du foie datant de 10 ans prise pour une gastrite, reconnue par M. Prunelle. *Vichy sans succès. Guéri.*

2. Maladie du foie datant de loin, vomissements, digestions pénibles, impossibilité de se coucher sur le côté gauche. Mère morte d'uue maladie de foie. *Vichy sans succès. Guéri.*

3. Engorgement considérable du foie avec douleur. *Guéri.*

4. Engorgement ancien du foie, jaunisses fréquentes, digestions pénibles, selles irrégulières. *Eaux minérales sans succès. Guéri.*

5. Affection du foie datant de 18 ans prise pour une gastrite, teint jaunâtre. *Insuccès de plusieurs eaux. Guéri.*

6. Affection du foie datant de 20 ans, méconnue quoique très-évidente ; traitements intempestifs. *Guér i.*

7. Hépatite chronique. *Guéri.*

8. Affection grave du foie méconnue ayant donné lieu à des phénomènes très-alarmants. *Magnifique résultat. Le traitement devra être repris. Amélioré.*

9. Engorgement considérable du foie. *Guéri.*

10. Engorgement de la rate, fièvre intermittente irrégulière, céphalalgie, constitution délabrée. Tous les traitements restés sans succès. *Cas très-remarquable. Guéri.*

11. Affection très-grave du foie, abcès vidé par l'intestin. *Vichy sans résultat pendant plusieurs années. Amélioré.*

12. Engorgement du foie. *Eaux minérales sans résultat. A peu près guéri. Amélioré.*

13. Fièvre intermittente durant depuis plusieurs années et reparaissant sans cesse par accès aussi effrayants que des accès de fièvre pernicieuse, état cachectique. *Insuccès de tous les traitements. Cas très-remarquable.* *Guéri.*

14. Fièvre intermittente ayant résisté à tous les moyens. *Guéri.*

15. Fièvre intermittente d'Afrique, rate énorme. *Insuccès du sulfate de quinine et de l'arsenic.* *Guéri.*

16. Fièvre intermittente datant de deux ans, rebelle à tous les moyens. *Guéri.*

17. Engorgement énorme du foie. *Guéri.*

18. Engorgement ancien du foie. *Guéri.*

19. Engorgement chronique du foie, état bilieux habituel. *Guéri.*

20. Hépatite de nature rhumatismale. *Guéri.*

21. Engorgement du foie, teinte histérique très-prononcée, amaigrissement rapide. *Guéri.*

22. Affection grave du foie, état bilieux habituel, perte d'appétit, digestion très difficile. *Amélioré.*

23. Fièvre intermittente très-ancienne, rate très-grosse. *Guéri.*

24. Etat bilieux excessif, engorgement du foie, faiblesse très-grande, dégoût prononcé, bouche constamment mauvaise. La quantité de matières bilieuses rendues par ce malade en six semaines, sous l'influence des purgatifs que je lui ai prescrits peut s'évaluer à plus de 20 litres. *Traitement à reprendre.* *Amélioré.*

## SECTION 4e. DÉBILITATION EXTRÊME.

Nota. — Cette section renferme des cas très-graves

offrant des symptômes extrêmement multiples. Il eût été dificile de les ranger dans des catégories distinctes, car ils empruntent des manifestations à tous les systèmes. La chose dominante étant une *grande débilitation*, nous en avons fait une section séparée qui devient nombreuse. Parmi les malades qui la composent, beaucoup gardaient le lit, d'autres pouvaient à peine marcher, et les moins atteints offraient des apparences très-alarmantes.

1. A la suite d'une affection du tube digestif traitée par les débilitants, de fluxion de poitrine et de grand travail, délabrement extrême; plus de digestion possible, toux continuelle; le malade était à tort considéré comme phthisique. *Guéri.*

2. A la suite d'émotions vives, dérangement des fonctions digestives, surexcitation nerveuse extrême : deux ou trois cuillerées de lait coupé, chaque jour, pour toute nourriture; séjour continuel au lit, syncopes au moindre mouvement. *Observation des plus remarquables. Cette malade semblait n'avoir que quelques jours à vivre* (1). *Guéri.*

3. Saignées exagérées et à contre-temps, anémie consécutive, infiltration, sueurs profuses, vertiges, syncopes, pâleur extrême, toux, débilitation extrême. *Guéri.*

4. A la suite d'une fièvre grave, troubles de la digestion, faiblesse excessive, nécessité de rester au lit pendant douze heures par jour et de se coucher après chaque repas. *Guéri.*

5. Abus des saignées et des sangsues, abus des vêtements,

(1) Cette observation a été publiée.

transpiration constante, incapacité de faire le moindre exercice et de se livrer au travail, obligation de passer la plus grande partie du temps au lit, faiblesse excessive, pas d'appétit. *Guéri.*

6. Constitution délabrée, amaigrissement et faiblesse excessifs, digestions et selles d'une difficulté inouïe, impressionnabilité au-delà de toute expression, sueurs profuses. *Guéri.*

7. Chlorose, traitements intempestifs, inertie de toutes les fonctions, bouffissure, sueurs, pas de règles, impressionnabilité extrême. *Guéri.*

8. Choléra en 1832; depuis, débilité générale extrême, douleurs intestinales, maux de tête, vertiges, extrémités glacées, pâleur chlorotique, digestions des plus mauvaises. *Guéri.*

9. Marasme, faiblesse excessive, perte du sommeil et de l'appétit, toux, pneumonie chronique. *Ce malade était considéré comme étant à ses derniers moments. Cas des plus remarquables.* *Guéri.*

10. Santé chancelante depuis l'âge de dix ans, rhumes fréquents, éruptions de furoncles, névralgies, dérangement des digestions, douleurs sur tout le corps; la malade était tombée dans un état de langueur et de faiblesse des plus inquiétants. *Guéri.*

11. Débilitation extrême, surexcitation, anémie, palpitations à la suite de sangsues et de saignées répétées dans le traitement de diverses maladies. *Guéri.*

12. Maladie de la matrice, fausses couches, pertes considérables, traitements de toutes sortes, erreurs de diagnostic, atonie générale, impressionnabilité extrême, alimentation

presque nulle, découragement. *Cas des plus intéressants.* *Guéri.*

13. Vie sédentaire, abus de vêtements, travail excessif, impressionnabilité portée au point d'obliger la malade d'être constamment auprès du feu, débilitation extrême. *Guéri.*

14. Débilitation extrême conséquence d'un travail intellectuel excessif et d'une longue maladie. *Traitement à reprendre.* *Amélioré.*

15. Nosomanie maladie de toute la famille, chagrins, régime fâcheux, précautions exagérées, trop long séjour dans l'appartement, digestions difficiles, sueurs constantes, impressionnabilité excessive. *Bon résultat à part la nosomanie.* *Amélioré.*

16. Dérangement des fonctions digestives, surexcitation nerveuse, exagération du tempérament lymphatique, éruption permanente de furoncles, eczéma sur diverses parties, faiblesse extrême. *Guéri.*

17. Enfant chétif, pâle, amaigri, toussant souvent, mangeant peu: constitution inspirant des craintes sérieuses, grande faiblesse. *Interne maintenant au collége.* *Guéri.*

18. Constitution appauvrie par un travail intellectuel trop précoce et trop soutenu, paresse des fonctions. *Guéri.*

19. Enfant en plus mauvais état que le 17. *Guéri.*

20. A la suite de mauvaises habitudes solitaires, dérangement des fonctions digestives, sueurs, pertes, bouffissure, faiblesse extrême, toux fréquente. *Guéri.*

21. Mauvaise constitution, digestions pénibles, appétit nul, névralgie, hystérie, fausses couches, faiblesse très-grande, maigreur extrême. *Des circonstances particulières*

*ont empêché la continuation du traitement qui avait déjà produit un remarquable résultat.* *Amélioré.*

22. Ancienne fièvre intermittente reparaissant de temps en temps : depuis quinze ans troubles de la digestion, gonflement de la rate avec douleur, enflure des pieds, eaux thermales sans succès, débilitation extrême. *Guéri.*

23. Fonctions digestives paresseuses, fatigue au moindre exercice, amaigrissement et faiblesse extrêmes, vieillesse précoce, toujours faible depuis la jeunesse. *Guéri.*

24. Mauvaise constitution, frère mort phthisique, sœur hystérique, pas d'appétit, mauvaises digestions, capable à peine de faire quelques pas. *Amélioré.*

25. Affection ancienne et grave de l'utérus donnant lieu à des pertes abondantes, âge très-avancé, syncopes, estomac délabré, suffocations, constipation, constitution minée, débilitation extrême. *Depuis le traitement qui remonte à plusieurs années, la malade a repris ses habitudes et se porte passablement bien. Cas remarquable.* *Amélioré.*

26. Croissance rapide, excès de travail et d'autre genre, enrouement, transpiration continuelle, fatigue au moindre exercice, faiblesse. *Guéri.*

27. Malade depuis douze ans, hystérie, anémie, rhumatisme. sciatique, pâleur et bouffissure, débilitation extrême. *Guéri.*

28. Rhumatisme puerpéral, séjour prolongé au lit, hydrohémie, pâleur extrême, infiltration, peut à peine marcher. *Résultat remarquable.* *Amélioré.*

29. Même état que les nos 17 et 19. *Guéri.*

30. Constitution lymphatique exagérée, chlorose, né-

vralgies fréquentes, digestions pénibles, faiblesse extrême. *Traitement trop court.* *Amélioré.*

31. Fluxions de poitrine et pleurésies répétées, grossesses et allaitements coup sur coup, traitement violent, toux fréquente, grande faiblesse, la poitrine paraît saine : les eaux, les bains d'air comprimé n'ont pu enrayer ce fâcheux état. *J'ai eu le regret de ne plus revoir la malade, qu'un traitement repris aurait pu guérir.* *Amélioré.*

32. Même état que le n° 6. *Guéri.*

33. Constitution delabrée, faiblesse extrême, toutes les fonctions enrayées, catarrhe vésical. *Traitement insuffisant.* *Amélioré.*

34. Débilitation extrême, cessation du traitement après quinze jours et déjà les forces revenaient. *Plus de nouvelles.* *Amélioré.*

35. Affection de la vessie, dérangement des fonctions digestives, qualifié, comme d'habitude, du nom de gastrite et traité pendant quinze ans par les débilitants ; anémie, débilitation, impressionnabilité extrême. *Traitement trop court.* *Amélioré.*

36. A chaque retour du printemps et de l'automne, accès fébrile à peu près intermittents privant la malade de toutes ses forces, l'obligeant à garder la chambre pendant plus d'un mois, sans appétit. Après plusieurs années de ces accidents, débilitation extrême. *Guéri.*

37. Malade depuis 15 ans ; d'abord chlorose méconnue et traitée par des sangsues ; plus tard dérangement des fonctions digestives, trois saisons à Vichy, deux à Saint-Nectaire sans résultat. L'on s'avise alors de soupçonner la matrice et les traitements les plus énergiques sont mis en usage.

La malade s'affaiblit de plus en plus ; à son arrivée ici on la croyait perdue sans ressource. *Curieux.* *Guéri.*

38. Fièvre intermittente reparaissant depuis deux ou trois ans malgré tous les moyens. Le malade, quoique sans accès depuis plusieurs mois, ne quitte plus le lit et il est apporté à l'établissement dans cet état. *Cas remarquable. Guéri.*

39 et 40. Débilitation extrême, suite de traitements actifs dirigés contre une gastrite ! *Guéri.*

41. Pertes séminales, atonie générale, eaux minérales et bains de mer avec résultat passager, faiblesse extrême, céphalalgie, sueurs profuses, pas d'appétit. *Guéri.*

42. A la suite d'un rhumatisme général et d'une médication très-énergique, faiblesse excessive depuis quatre ans. *Guéri.*

43. Débilitation extrême sans cause apparente. *Guéri.*

44. *Id.* *id.* *Guéri.*

45. Débilitation excessive, maigreur squelettique, impossibilité de quitter la position horizontale, quelques cuillerées d'eau sucrée et de bouillon pour toute nourriture. Suite de profonds chagrins et de travail intellectuel excessif. *C'est un des cas les plus remarquables que j'aie vus.* *Guéri.*

46. Débilitation extrême. *Cas douteux.* *Amélioré.*

47. Porté aussi dans la section 3.

48. Atonie de toutes les fonctions, essai inutile de tous les traitements, de Vichy, Bagnols, etc., etc. *Plus de nouvelles.* *Amélioré.*

49. Faiblesse extrême, perte d'appétit, tristesse, suite d'excès. Devait reprendre. *Plus de nouvelles. Très-amélioré.*

50. A peu près même cas à reprendre. *Très-amélioré.*

51. Un des cas les plus graves que j'aie vus et des plus

difficiles à cause du peu de bonne volonté et du défaut d'énergie. Guéri depuis, m'a-t-on dit, par la continuation du traitement que j'avais prescrit à domicile. *Très-amélioré.*

52. Débilitation extrême. Chloro-anémie. 10 ans malade. *Succès remarquable.* *Guéri.*

53. Faiblesse et maigreur extrêmes ; digestion très-pénible, pas d'appétit ; surexcitation nerveuse. *A reprendre.* *Amélioré.*

54. Débilitation extrême. *Nosomanie. Traitement à reprendre.* *Très-amélioré.*

55. Débilitation la plus grande ; impossibilité de prendre la moindre nourriture ; envies de vomir constantes ; syncopes permanentes. *Cas très-intéressant.* *Guéri.*

56. Faiblesse native, jeune homme de 25 ans ayant l'air d'un enfant de 15, pas d'appétit, impossibilité d'avaler le moindre liquide sans le revomir ; constipation ; incapable du moindre exercice. Après 6 ou 7 semaines, transformation complète, capable de faire de grandes courses et de la gymnastique soutenue, appétit très-grand, digestions parfaites. *Cas des plus remarquables.* *Guéri.*

57. Débilitation extrême, syncopes constantes, traitement insuffisant, mauvaise volonté. *Presque rien.*

58 à 76. Tous ces numéros appartiennent à des cas non moins intéressants que je néglige de résumer afin d'abréger.

Nota. — Je dois signaler en masse, pour tous le malades de cette section, une grande impressionnabilité aux changements de température, l'attention au moindre courant d'air, l'exagération dans les vêtements.

Tous ces phénomènes disparaissent en général rapidement. J'ajoute aussi que tous avaient subi de nombreux traitements, et presque tous avaient fréquenté les eaux minérales.

J'ai déjà publié deux observations de cette section; je me propose de faire choix de quelques autres et de les réunir en une brochure qui offrira, je l'espère, un grand intérêt pratique à tous les points de vue.

### SECTION 5e. — ÉTAT NERVEUX.

Je dois faire ici la même observation que pour la précédente section. Sous le titre, *Etat nerveux*, se trouvent rangés un grand nombre de cas qui pourraient être placés dans d'autres sections. Ce qui leur a valu la place qu'ils occupent, c'est la grande prédominance du système nerveux, dont les manifestations, qu'elles soient primitives ou secondaires, constituent le phénomène le plus saillant parmi les phénomènes nombreux observés. Dans aucun cas, d'ailleurs, n'existe de lésion organique qui puisse donner lieu à la localisation de la maladie. Je répète ici ce que j'ai déjà dit ailleurs, que les maladies chroniques ne se prêtent pas toujours aux cadres nosologiques, et il me semble plus convenable, pour l'étude, d'adopter des sections larges, lors même qu'elles sont un peu arbitraires, et qu'elles exposent à placer à côté l'un de l'autre des cas offrant des phénomènes fort éloignés. Les résultats obtenus prouvent d'ailleurs que la marche suivie est avantageuse.

Un certain nombre des observations qui font partie

de cette cinquième section seraient, par d'autres intitulées *Hypocondrie*.

Je repousse souvent cette dénomination, non pas, assurément, que mon intention soit de nier l'existence de l'hypocondrie, mais je la considère comme assez rare en tant que primitive. Sans doute, la continuité des souffrances porte certains malades à s'exagérer la gravité du mal qui les travaille, à s'occuper beaucoup de leur santé; de même que la continuité des soucis, des déceptions, des préoccupations, rend difficile, défiant, morose et distrait. Mais, dans l'un et l'autre cas, on retrouve des motifs raisonnables pour expliquer cette manière d'être. Dans les cas qui nous occupent, il peut y avoir *exagération*, dans l'hypocondrie il y a *aberration*. Et je vais plus loin : je dis que l'hypocondrie n'est, en somme, qu'un état nerveux à l'état moins grave, tandis qu'à l'état plus grave, elle constitue une véritable aliénation. On retrouvera bientôt une section dans laquelle la *nosomanie* extrême sera confondue avec *l'aliénation*. Un malade peut très-bien s'exagérer l'importance de certains phénomènes morbides qu'il sent et dont il ne peut connaître la valeur réelle, sans pour cela être taxé de *folie* ou au moins de *manie*. Il suffit, pour cela, de la surexcitation que les longues souffrances amènent souvent, et même de l'impressionnabilité qui est particulière aux constitutions nerveuses. Or, j'espère démontrer, ce que beaucou ont pu remarquer d'ailleurs, qu'à mesure que les grands systèmes de l'économie perdent de leur puissance, le système nerveux s'exalte. Il faut, pour que ce système ne donne pas lieu à des manifestations insolites, que les autres lui fassent *équilibre*. Je développerai ailleurs cette grande loi, qui m'a fourni souvent de très-remarquables résultats, et dont l'observation m'a permis de guérir des affections nerveuses par des voies indirectes et sans m'adresser au système nerveux.

On peut avancer qu'il n'existe pas, à proprement dire, de médicaments *antinerveux*. Les *antispasmodiques* se recrutent parmi les substances les plus opposées comme effet, parmi les *débilitants* comme parmi les *toniques*, etc. On n'arrive pas à déprimer directement le système nerveux, mais on peut parvenir à faire taire ses manifestations exagérées en relevant un ou plusieurs autres systèmes, en un mot, en *rétablissant l'équilibre*. On oublie trop souvent que le père de la médecine a dit : *Sanguis moderator nervorum*. Dans ces trois mots se trouve inscrite la *loi* dont je parle, *la loi de l'équilibre*, loi qui domine une grande partie de la médecine, et à laquelle nous obéissons à chaque instant, sans y réfléchir, à notre insu.

1. Constitution éminemment nerveuse : il y a trois ans, maladie grave, à la suite de laquelle la santé resta chancelante, puis pendant 25 jours pertes considérables, qui donnent lieu à des troubles graves du système nerveux. Malgré divers remèdes et diverses eaux minérales, l'état a constamment empiré. Au moment de son entrée, la malade est constamment en mouvement, comme si elle avait la danse de Saint-Guy ; elle a peine à parler à cause de ses mouvements, de son impressionnabilité ; elle ne peut ni manger

ni dormir. La maigreur est extrême. *Cas excessivement remarquable.* *Guéri.*

2. Il y a quatre ans, impressions morales vives, dérangement de la menstruation, digestions difficiles. Alors commencent les traitements les plus variés : la malade a été saignée plus de vingt fois, elle a eu plus de deux cents sangsues, elle a goûté à tous les remèdes. Elle est arrivée à ne plus manger, à ne plus se lever, à pouvoir à peine parler ; le système nerveux est dans un état de surexcitation extrême. *Observation remarquable.* *Guéri.*

3. Constitution nerveuse, saignées et sangsues mal indiquées ; diète lactée très-prolongée ; l'affaiblissement paraît et s'accroît sans cesse, accompagné d'une surexcitation extrême. Cet état se prolonge pendant quatorze ans ; la malade est arrivée à ne plus sortir de sa chambre que l'on obscurcit tous les jours, à ne plus pouvoir entendre le moindre bruit, à ne plus pouvoir recevoir même sa famille. Digestions impossibles, battement sur tout le corps, syncopes, vertiges. *Observation des plus curieuses.* *Guéri.*

4. Surexcitation nerveuse, phénomènes d'une grande variété et d'une excessive mobilité. *Traitement trop court.* *Amélioré.*

5. Malade depuis dix-huit ans : excès d'étude, chagrins, constipation, douleurs rhumatismales, abus de la médecine Leroy, sensations bizarres, sensation d'une tumeur introuvable dans le ventre, gaz intestinaux, insomnie, impossibilité de rester en place malgré une grande faiblesse, amélioration très-grande en sortant, traitement insuffisant. *J'apprends que le malade est guéri.* *Guéri.*

6. Imagination ardente jointe à une très-grande timi-

dité, travail excessif, sensations bizarres, surexcitation portée au maximum, atonie extrême : de l'état du malade à l'aliénation il n'y a qu'un pas. Le résultat a été tellement remarquable qu'on peut le donner comme une guérison. *Observation curieuse.* *Amélioré.*

7. Surexcitation nerveuse, bouffées de chaleur à la tête, gêne de la respiration, battements sur tout le corps, difficulté de digérer, vomissements, incapacité de travailler, étouffements, tristesse, exagération dans toutes les sensations. *Traitement trop court.* *Très-amélioré.*

8. Etat nerveux, débilitation extrême, agitation, irrégularité de l'appétit et des selles, rêves fatigants, insomnies, vertiges, bizarrerie, dégoût de la vie. Malade depuis vingt ans. *Guéri.*

9. Surexcitation nerveuse, perte de sommeil, mobilité excessive, terreur, abattement, tristesse. *Guéri.*

10. Etat nerveux, nosomanie; affaiblissement extrême, perte de l'appétit. *Cette observation est du plus haut intérêt au point de vue du diagnostic, de la crédulité du malade, et de la mauvaise foi de ceux qui l'ont exploité.* *Guéri.*

11. Surexcitation nerveuse, intelligence remarquable devenue d'une paresse extrême, difficulté de trouver les mots, préoccupation, défiance de soi, tristesse, traitements variés sans résultats. La malade a quitté la maison dans un très-bon état; comme elle n'a plus reparu, je la crois guérie. *Guéri.*

12. Etat nerveux général, migraines intenses et fréquentes, constitution mauvaise, rhumes faciles, impressionnabilité extrême. *Guéri.*

13. Intelligence d'une grande activité, surexcitation

nerveuse extrême, douleurs vagues et vives sur tout le corps, hystéralgie, sensation d'un feu dévorant sur tout le corps. *Guéri.*

14. Insomnie, sensation de congestion au cerveau, préoccupation, surexcitation. *Guéri.*

15. D'abord névralgie, émotions pénibles, sensations bizarres, battements de cœur, douleurs fugaces, exagération, exaltation fréquente tenant de la folie, obligation de garder parfois la malade à vue. Partie en bon état, cette malade, m'assure-t-on, est guérie. *Guéri.*

16. Surexcitation, impressionnabilité extrême, impossibilité de sortir en d'autres moments qu'en plein midi, sans éprouver les sensations les plus bizarres et les plus pénibles. *Guéri.*

17. Etat nerveux. *Guéri.*

18. État nerveux, sensations bizarres, étouffements. *Guéri.*

19. Surexcitation nerveuse, faiblesse générale, inattention, affaiblissement de la mémoire, syncopes. *Guéri.*

20. Affaiblissement extrême à la suite de deux maladies graves, surexcitation, sensations bizarres, etc. *Guéri.*

21. Douleurs dans toutes les parties du corps, incapacité de s'occuper, état nerveux général. *Guéri.*

22. A la suite de douleurs névralgiques et d'une existence trop sédentaire, affaiblissement et impressionnabilité excessifs, surexcitation extrême ; la quantité des vêtements et surtout des bonnets était chose incroyable. On m'assure que ce malade a souffert de nouveau ; en sortant de la maison il publiait lui-même qu'il était *guéri.*

23. Douleurs vagues, affaiblissement, pertes séminales,

préoccupation, nosomanie produite par des antécédents de famille. *J'ai perdu le malade de vue.* *Amélioré.*

24. Douleurs névralgiques erratiques, menstruation difficile, pâleur, atonie générale, surexcitation, hystéralgie. *Guéri.*

25. A la suite d'une vive frayeur, la malade ne peut plus rester seule; la peur est telle, que la présence de deux personnes est parfois nécessaire; perte successive du mari et d'un enfant. Surexcitation extrême, crises nerveuses, répugnance pour toute occupation, indifférence. *Guéri.*

26. Faiblesses voisines de la syncope, vertiges fréquents, craintes exagérées, abus des remèdes les plus opposés. *Guéri.*

27. Surexcitation nerveuse, dégoût du travail, trouble des fonctions cérébrales offrant au premier aspect des apparences inquiétantes; gastralgie, phénomènes ayant lieu par accès. *Guéri.*

28. Métralgie prise pour une affection grave de l'utérus et traitée en conséquence, chagrins violents, ébranlement du système nerveux augmenté encore par les efforts que fait la malade pour paraître calme, rougeur légère du col de l'utérus, conséquence des cautérisations qui ont été pratiquées sur cette partie. *Guéri.*

29. Douleurs vagues sur tout le corps, dyspepsie, amaigrissements, idées tristes, bizarrerie, indifférence, impressionnabilité extrême. *Guéri.*

30. Chagrins violents, pertes blanches, digestions difficiles, amaigrissement, impressionnabilité extrême, tremblements nerveux. *Guéri.*

31. Etat nerveux. *Guéri.*

32. Atonie générale, remplacée tout d'un coup par une puissance musculaire énorme, et alternativement, plusieurs fois le jour ; exaltation, description pittoresque des maux qu'endure le malade, paresse des fonctions digestives. *Traitement trop court. Perdu de vue.* *Amélioré.*

33. Constitution nerveuse, chagrins profonds, imagination ardente, exaltation, insomnie. *Guéri.*

34. Menstruation irrégulière, émissions sanguines répétées, névralgie, crises nerveuses, impressionnabilité extrême, tremblement nerveux. *Traitement trop court. Amélioré.*

35. Impressionnabilité nerveuse extrême, état chlorotique, phénomènes bizarres, faiblesse très-grande, malgré les apparences d'une force plus qu'ordinaire ; état indéfinissable. *Traitement tronqué et empêché par une maladie accidentelle* (angine). *Perdu de vue.*

36 à 60. Cas non moins variés et non moins remarquables que je me borne à signaler afin de n'être pas conduit trop loin.

## SECTION 6e. — HYSTÉRIE.

1. Hystérie, accès nombreux et graves ; *aphonie complète* depuis plusieurs années ; diagnostics et pronostics les plus opposés ; traitements de toutes sortes sans succès. Pour moi, l'aphonie n'est due à aucune lésion organique, elle est purement nerveuse. *Cas extrêmement remarquable. Guéri.*

2. Imagination ardente, impressions morales tristes, préoccupations, hystérie avec accès longs et intenses, phénomènes bizarres. *Guéri.*

3. Etouffements, battements de cœur, dysménorrhée, fièvre par accès, mobilité extrême, hystérie. *Guéri.*

4. Succession des phénomènes les plus bizarres et les plus compliqués, pendant plusieurs années ; hurlements, aboiements, enfin aphonie complète que rien n'a pu vaincre ; perte complète de l'appétit. Cette jeune personne offre un des *cas les plus intéressants*. La voix a reparu, pure comme auparavant ; l'appétit a reparu, mais reste faible. Quoique je juge utile une nouvelle reprise du traitement, je puis dire : *Guéri*.

5. Hystérie avec attaques, insuccès de tous les moyens. La maladie me semble avoir pour cause les émissions sanguines et les eaux de B..., conseillées à tort. *Guéri*.

6. Hystéralgie, spasmes fréquents, digestions pénibles, menstruation irrégulière, état légèrement chlorotique. *Guéri*.

7. Hystérie (incurable eu égard à sa cause). *Rien*.

8. Hystérie grave et complexe. *Guéri*.

9. Hystérie, âge critique, chlorose, accès fréquents. *Guéri*.

10. Hystérie, etc. *Pas de traitement*.

11. Hystérie excessive, engorgement de la matrice. *Traitement trop court*. *Amélioré*.

12. Hystérie convulsive, attaques très-fréquentes. *Traitement trop court*. *Amélioré*.

Le nombre de cas appartenant à la sixième section s'élève à plus de cinquante. L'on comprend de reste les motifs qui m'obligent à me taire sur le plus grand nombre et même sur les plus intéressants. Je dois me borner à dire que le plus souvent j'ai obtenu de très-bons résultats, mais j'ai quelquefois échoué. Les praticiens qui ont eu souvent l'occasion d'observer l'hystérie, savent qu'il est des cas dans lesquels la médecine *doit* échouer tant que les *conditions* dans lesquelles la maladie se déclare ne sont point *changées*.

Il n'en reste pas moins bien établi pour moi, par une longue expérience, que s'il est une médication réellement efficace dans le plus grand nombre des cas d'hystérie, c'est l'hydrothérapie bien entendue. Mais ici, le traitement offre souvent de très-grandes difficultés qui exigent, de la part du médecin, outre une très-grande habitude de la méthode et des maladies des femmes, la possibilité d'obtenir toute la confiance des malades.

## SECTION 7e. — HYSTÉRIE COMPLIQUÉE.

1. Toux fréquente, crachements et vomissements de sang, mère morte phthisique; attaques d'hystérie, tantôt irrégulières, tantôt presque périodiques, durant cinq et six heures, tantôt avec une grande agitation, tantôt avec une grande immobilité; vertiges épileptiformes ou accès épileptiformes avec perte de connaissance sans coloration de la face, se répétant jusqu'à cinquante fois par jour; névralgies ambulantes; névralgie utérine avec douleurs horribles; paralysie de la vessie; aménorrhée; affaiblissement porté au point de ne pas permettre à la malade de faire un pas; inutilité de tout traitement. Guérison rapide par le traitement suivi dans l'Établissement. *Cette observation est une des plus intéressantes que l'on puisse voir* (1). *Guéri.*

2. Hystérie compliquée des phénomènes les plus insolites et les plus variés: étouffements, névralgie ambulante s'a-

(1) Communiqué à la Société d'hydrologie.

dressant à toutes les parties du corps et avec des douleurs horribles, attaques avec pelotonnement, contractions musculaires invincibles et perte de connaissance pendant plusieurs heures, bonds comme si un puissant ressort se détendait subitement ; en dehors même des accès, la malade était quelquefois lancée hors de son siége, à deux mètres de distance ; perte de l'appétit, faiblesse extrême, séjour au lit, impossibilité de supporter le moindre bruit, position affreuse à voir. Cette observation, impossible à résumer, est aussi intéressante que la précédente, et unique. La malade marche, mange beaucoup, n'a que de très-rares crises et peut vivre à peu près de la vie commune. *Amélioré.*

3. Hystérie extrême, attaques nombreuses, longues et accablantes, exaltation intellectuelle excessive, extase, etc., etc., perte complète de l'appétit, amaigrissement extrême, séjour au lit, impossibilité de se tenir debout ; la malade se traîne sur le parquet ; douleurs intolérables sur toutes les parties du corps, insomnie absolue. La malade et la maladie inspirent le plus vif intérêt. Je considère cette observation comme *unique*. La malade n'a plus de crises ; elle marche, va dans les rues et mange ; l'imagination est calme, l'inte igence a repris sa netteté et sa puissance. J'ai la certitude qu'une guérison complète sera le prix de la persévérance de la malade. *Amélioré.*

4. A la suite d'une vive frayeur, la malade tombe sans connaissance, délire pendant plusieurs jours ; le médecin appelé a le tort grave d'abuser des saignées et des sangsues, malgré une constitution nerveuse au suprême degré ; attaques de plusieurs heures avec perte de connaissance, chorée, impossibilité de marcher, impressionnabilité excessive expo-

sant à chaque instant la malade à de nouveaux accidents ; il ne reste plus qu'une susceptibilité nerveuse exagérée. *Guéri.*

5. à 16. Cas aussi intéressants au moins que les précédents, tant à cause des résultats que des phénomènes observés, mais qui ne peuvent et ne doivent point être analysés. Les motifs qui existent pour les malades de la précédente section sont encore plus impérieux ici.

### SECTION 8e. — HYPOCONDRIE SIMPLE.

1. Hypocondrie simple. *Guéri.*

2. Sensations bizarres, plaintes nouvelles à chaque instant, douleurs fugaces sur tout le corps, sécheresse de la peau, pertes séminales, hypocondrie bien caractérisée. *Guéri.*

3. Hypocondriaque soupçonneux. *Amélioré.*

4, 5, 6, 7. Hypocondrie simple. *Guéris.*

### SECTION 9e. — HYPOCONDRIE EXTRÊME, MANIE, ALIÉNATION.

1. Hypocondrie extrême, insomnie, perte de l'appétit, constipation, amaigrissement. *Guéri.*

2. Hypocondrie poussée jusqu'à l'aliénation ; individu d'une délicatesse douteuse. *Renvoyé.*

3. Perte de la mémoire, indifférence à tout, répugnance pour tout mouvement, oubli même du besoin de manger, somnolence continue, digestions difficiles, nécessité d'abandonner toute occupation. Il est resté un peu de surexcitation. *Guéri.*

4. Manie amoureuse, suite de plaisirs solitaires avec excès. *Traitement incomplet ;* plus de nouvelles. *Amélioré.*

5. Sensations bizarres, insomnies, perte de l'appétit; le malade se plaint surtout de la gorge, qui n'offre cependant rien d'apparent. État général amélioré; la nosomanie persiste. *Traitement insuffisant; plus de nouvelles. Amélioré.*

6. Hystérie de vieille date. Cette malade a fini par perdre la raison : au mois de janvier, elle reste assise en plein air, à peine couverte et refuse d'entrer, même pour me parler; idées justes, d'ailleurs, à part celle du feu qui la dévore, et la crainte d'être frappée d'apoplexie. *Guéri.*

7. Dérangement des facultés intellectuelles, morosité, indifférence, taciturnité. *Guéri.*

8. Manie, surexcitation. *Guéri.*

9. Nosomanie, perte de la mémoire, affaiblissement de tous les sentiments, égoïsme profond, terreur de chaque instant, méfiance excessive, incapacité de se diriger. Il n'est possible de décider la malade à se soumettre à un traitement, qu'en lui faisant entrevoir la perte de la raison ou sa fin prochaine. *Guéri.*

10. Manie grave, ayant pour cause l'hérédité et le souvenir du père et du grand-père morts aliénés. *Traitement incomplet. Amélioré.*

11. Nosomanie, terreurs, pusillanimité extrême, syncopes fréquentes, crises nerveuses produites par la peur. *Guéri.*

12. Intelligence perdue, absences au point que le malade allait pendant une demi-journée sans savoir où, sans songer à se nourrir; plus d'appétit, plus de sommeil. Il a pu reprendre son poste, mais il reste une grande bizarrerie. *Guéri.*

13. Hypocondrie extrême; se plaint d'un feu qui le brûle. *Guéri.*

14. Hypocondrie extrême à la suite de l'onanisme, pertes séminales, impuissance par la crainte de l'être, exagération de toutes les sensations. *Perdu de vue. Amélioré.*

15. Monomanie religieuse, surexcitation extrême. *Traitement incomplet; perdu de vue.* *Amélioré.*

16. Hypocondrie extrême, malade soupçonneux, impossible à diriger, grand liseur de livres de médecine. *Renvoyé.*

17. Nosomanie, égoïsme, forte constitution; se plaint d'une faiblesse qui n'existe pas, et de ne pas manger, quoique d'un appétit plus qu'ordinaire. *Amélioré.*

18. Aliéné qui aurait besoin d'une règle sévère. *Renvoyé.*

19. Aliéné renvoyé dans une maison spéciale. *Renvoyé.*

20. Nosomanie, aliénation, avidité pour les livres de médecine, manie de se droguer sans cesse. *Amélioré.*

21. Aliéné ayant besoin de la plus grande surveillance. *Renvoyé.*

22. Manie, altération de toutes les fonctions. *Guéri.*

23, 24, 25. Aliénés difficiles. *Renvoyés.*

Les numéros de cette section s'élèvent à plus de cinquante; pour éviter les longueurs, je me borne à citer les suivants, qui ont offert le plus d'intérêt.

27. Obligé de quitter un emploi qui était sa seule ressource, le malade a pu le reprendre et avoir même de l'avancement depuis 6 ans. *Guéri.*

30. Prêtre obligé de quitter le ministère, tant chez lui l'hypocondrie était portée loin. Administre aujourd'hui une paroisse avec grand succès. *Guéri.*

31. Très-honnête homme poursuivi sans motifs de l'idée

qu'il était sous le coup de poursuites pour différents vols. Guéri depuis 3 ans. *Guéri.*

32. Lypémaniaque. *Guéri.*

34. Hypocondrie extrême, séjour au lit pendant plusieurs mois, croyance à un ramollissement du cerveau et à l'impossibilité de se tenir debout. *Guéri.*

35. Surexcitation extrême, pas un instant de sommeil ni de repos pendant plusieurs mois. Pleurs et plaintes continuels. *Guéri.*

38. Monomane jaloux. *Guéri.*

39. Aliénation, frayeur sans motifs, se croit compromis pour des méfaits. *Guéri.*

40. Monomanie religieuse, crainte excessive de la damnation. *Guéri.*

43. Monomanie érotique, suite d'excès en tout genre et surtout de boissons. *Amélioré.*

Les résultats obtenus parmi les sujets de la section IX sont très-remarquables. Plusieurs malades ont dû être renvoyés au bout de très-peu de jours, parce que le régime et les habitudes de la maison ne comportent pas une surveillance et une discipline suffisantes, et que le contact pouvait être fâcheux pour les autres pensionnaires ; mais il n'en reste pas moins établi pour moi que l'introduction d'un traitement actif et bien dirigé, dans un établissement d'aliénés, rendrait la santé à un grand nombre de malheureux qui finissent par devenir incurables.

### SECTION 10e. — NÉVRALGIES.

Le nombre des cas de névralgie est considérable. Les

résultats obtenus sont remarquables et me donnent le droit de mettre au-dessus de tous les moyens connus, le traitement qui s'administre ici contre ce genre d'affection.

1. Sciatique ancienne sujette à des exacerbations. *Guéri*.

2. Sciatique datant de douze ans, névralgie crurale moins ancienne s'étendant au scrotum et au pubis, sensation de brûlure à l'anus, névralgie superficielle. *Guéri*.

3. Névralgie sciatique et crurale ayant affaibli la malade au point de faire croire à une lésion organique. *Guéri*.

4. Sciatique ayant résisté à tous les moyens. *Guéri*.

5. Sciatique tenant la malade au lit depuis plusieurs mois, rebelle à tous les moyens. *Guéri*.

6. Sciatique rebelle. *Guéri*.

7. Sciatique ancienne. *Guéri*.

8. Sciatique ancienne, douleurs prétibiales. *Guéri*.

9. Sciatique très-ancienne. *Guéri*.

10. Sciatique intense chez un malade atteint de paralysie du côté opposé, à la suite d'une lésion du cerveau. *Cette circonstance avait fait croire à l'extension de la maladie de l'encéphale.* *Guéri*.

11. Névralgie faciale à douleurs horribles, paraissant tout à coup par attaques irrégulières, et forçant la malade à garder la position dans laquelle elle est surprise, la bouche ouverte si c'est pendant le repas, etc. *Guéri*.

12. Névralgie faciale ancienne. *Guéri*.

13. Névralgie faciale et ancienne. *Guéri*.

14. Névralgie à la tête datant de sept ans. *Guéri*.

15. Névralgie à la tête, migraines anciennes. *Guéri*.

16. A la suite d'une fâcheuse nouvelle, craintes exagérées, frayeurs, névralgie de la tête. *Guéri.*

17. Névralgie de la tête à douleurs excessives. *Guéri.*

18. Névralgie faciale, gastralgie, hystéralgie, surexcitation nerveuse. *Traitement trop court.* *Amélioré.*

19. Névralgie faciale très-ancienne, rhumatisme. *Guéri.*

20. Névralgie faciale, surdité. *Guéri.*

21. Névralgie faciale excessive. *Traitement incomplet.* *Amélioré.*

22. Névralgie occipitale datant de vingt ans (peut-être y a-t-il eu une névrite dans le principe), entéralgie, gastralgie. Ce qui existait du côté de l'estomac et de l'intestin a disparu, mais les douleurs de la tête sont peu modifiées. J'attribue ce peu de succès aux cicatrices adhérentes produites sur la région occipitale par les cautères, le caustique de Vienne, etc., etc. *Amélioré.*

23. Douleurs derrière les deux oreilles rendant le malade incapable de tout travail ; divergence d'avis. On avait cru en général à une lésion du cerveau et dirigé le traitement en conséquence, mais sans succès. J'ai diagnostiqué une névralgie. *Cas unique*, je crois. *Guéri.*

24. Névralgie de la tête, migraines, perte des cheveux. *Cas remarquable.* *Guéri.*

25. Névralgie splénique, fièvre intermittente, à la suite d'une péritonite ; la rate n'a pas augmenté de volume ; état anémique, insuccès de tout traitement antérieur. *Guéri.*

26. Névralgie abdominale remontant à quinze ans, compliquée plus tard de névralgie superficielle ; douleurs très-vives du ventre par accès, obligeant la malade à garder la plus complète immobilité, les genoux touchant le menton ;

plus tard, gastralgie, anémie, faiblesse extrême, bouffissure, état scorbutique, perte de toutes les dents. Erreurs de diagnostic; traitements mal appropriés et infructueux. *Observation très-intéressante. Traitement incomplet.* *Amélioré.*

27. Névralgie pectorale produisant subitement une constriction douloureuse du côté gauche de la poitrine s'étendant au cou et à l'épaule et obligeant le malade à s'arrêter; position extrêmement pénible. *Observation remarquable, cas rare.* *Guéri.*

28. Névralgie abdominale revenant par accès avec des douleurs horribles. Erreur de diagnostic pendant plusieurs années; insuccès de tous les moyens. *Cas rare.* *Guéri.*

29. Névralgie vulvulaire et urétrale causant des douleurs excessives, hystérie. Inutilité de tous les moyens employés. *Guéri.*

30. Hémorroïdes, puis douleurs horribles à l'anus et à la vulve. Ces douleurs, qui reviennent par accès fréquents, ont jeté la malade dans un anéantissement extrême. Je diagnostique une névralgie, contrairement à d'autres avis. *Cas rare.* *Guéri.*

31. Névralgie intercostale à la suite d'un zona, puis double névralgie faciale. *Guéri.*

32. Névralgie intercostale et douleurs erratiques. Deux améliorations successives. Plus de nouvelles. *Amélioré.*

33. Névralgie intercostale. La malade n'a voulu suivre le traitement que pendant quelques jours. *Rien.*

34. Névralgie utérine et vaginale. Quelques jours de traitement seulement. *Rien.*

35. Sciatique ayant résisté à tous les moyens. *Guéri.*

36. Sciatique double, empêchant le malade de marcher depuis quatre ans. *Guéri.*

37. Sciatique ancienne. *Guéri.*

38. Sciatique datant de quatre ans, névralgie faciale. *Guéri.*

39. Sciatique aiguë. *Guéri.*

40. Sciatique datant de plus de dix ans et ayant produit la claudication. *Guéri.*

Le nombre des cas de névralgies de toute sorte que j'ai eu occasion de traiter s'élève à plus de cent, et pour abréger, je me borne, comme dans les sections précédentes, à ne mentionner que les observations les plus intéressantes.

43. Névralgie intercostale permanente, hépatalgie, névralgie faciale; quatre ans de durée. La position de la malade est affreuse. *Insuccès de tous les moyens tentés. Guéri.*

47. Malade depuis vingt ans. Névralgie sur toutes les parties du corps et surtout sur l'abdomen par crises horribles. Depuis quinze ans, essais de toute nature, sétons, moxas, cautères, eaux minérales, bains de mer, drogues de toute sorte, sans résultat. *Guéri.*

52. Névralgie bizarre dans les parois de l'abdomen d'abord, puis sciatique et enfin du scrotum, se traduisant enfin par une sensation de froid tellement intense qu'elle ne laisse aucun repos au malade qui est pâle et très-affaibli. Huit ans de durée. *Guéri.*

56. Sciatique rendant la marche absolument impossible. *Guéri.*

59. Névralgie du pourtour de l'anus et de la partie inférieure de l'intestin à accès excessivement violents. La défécation ne provoquait ni n'augmentait les douleurs. *Cas rare.* *Guéri.*

68. Névralgie générale de la tête, plus aiguë tantôt sur un point, tantôt sur un autre. Tout travail intellectuel devenu impossible. *Traitement à reprendre.* *Très-amélioré.*

SECTION 11e. — NÉVRALGIE GÉNÉRALE.

Les observations qui forment cette section sont toutes du plus haut intérêt ; il s'agit d'une maladie que l'on ne trouve décrite nulle part. Le premier cas s'est offert à moi il y a huit ans environ, mais j'en connaissais le sujet depuis dix-huit ans, et l'origine de la maladie remonte au moins à quinze ans. A cette époque je ne me doutais pas de ce qui devait arriver plus tard. Lorsque après avoir consulté à Paris, sans succès, les médecins et les charlatans, M. B. vint me trouver en Auvergne, je fus fort embarrassé pour porter un diagnostic. Il s'agissait d'une paralysie générale du sentiment et du mouvement, paralysie à la vessie et à l'intestin, et il n'y avait pourtant aucune lésion du côté du cerveau ni de la moelle, en s'en rapportant du moins aux symptômes connus des altérations de ces organes. Le malade accusait des douleurs d'une acuité à lui arracher des cris, tantôt sur un point, tantôt sur un autre ; douleurs occupant un espace très-limité, paraissant subitement, soulagées par la pression, et ne produisant ni chaleur, ni rougeur, ni gonflement :

c'est par ce symptôme que la maladie avait débuté quelques années avant de produire la paralysie. Je donnai à ce cas le nom de *névralgie générale*. Deux ou trois ans plus tard, le *Bulletin de thérapeutique* publia sous le même titre un travail curieux qui donnait comme uniques dans la science les cas qu'il rapportait. Il s'agit évidemment dans les observations de cet auteur et dans les miennes, de la même maladie ; mais tandis qu'il a observé et décrit la *névralgie* à l'état aigu, je l'ai vue, moi, à l'état chronique, avec une date ancienne, et ayant donné lieu à des désordres d'une excessive gravité. Je possède aujourd'hui cinq faits du même genre.

1. Douleurs lancinantes très-vives sur toutes les parties du corps, paralysie générale du sentiment et du mouvement ; les mouvements sont possibles, ils ont de l'étendue et de la force, mais ils ne sont pas dirigés. Pendant la nuit, le malade est obligé de regarder pour savoir où sont ses jambes : hémorroïdes abondantes. Lorsqu'un besoin se fait sentir, impossible de dire si c'est le besoin d'aller à la selle ou d'uriner ; et pendant l'évacuation, le malade a besoin de voir, pour savoir s'il rend de l'urine ou des fécès ; affaissement subit, si la lumière disparaît. Après une amélioration voisine de la guérison, deux maladies sont venues porter une interruption fâcheuse. Le traitement sera repris. *Amélioré*.

2. Mêmes symptômes que précédemment, et de plus atteinte d'apoplexie nerveuse, affaiblissement de l'intelligence. Aujourd'hui le malade vit de la vie commune, il monte à cheval, écrit, occupe comme comptable un emploi

important dans l'administration ; il est resté, dans le mouvement des jambes, en marchant, quelque chose de brusque et d'incertain. *Amélioré.*

3. Mêmes symptômes, mais la maladie était moins avancée. Amélioration notable, après un traitement très-insuffisant. Je n'ai plus eu de nouvelles directes, mais on m'assure que le mieux a fait de grands progrès. *Amélioré.*

4. Mêmes symptômes et même état que le n° 2. Le malade, officier, a été obligé de suspendre le traitement, au moment où s'opérait une amélioration sensible, pour assister à une inspection générale, pendant laquelle il a pu commander. Une fluxion de poitrine contractée pendant les manœuvres a emporté le malade. *Amélioré.*

5. Mêmes symptômes que dans les cas précédents, mais position beaucoup plus grave comme état général. Amélioration sous ce dernier rapport. Le malade ne peut espérer un résultat avantageux que d'un traitement long et persévérant ; je ne sais s'il le voudra et s'il le pourra ; je n'ai plus de nouvelles de lui depuis son départ.

Je n'ai porté l'état de ces malades que comme amélioré, parce qu'il reste encore à désirer, mais je ne considère pas moins comme très-remarquables les résultats obtenus.

Ce que l'on vient de lire à propos de la névralgie générale est textuellement reproduit de la première édition (1856). Je devais n'y rien changer.

Depuis que ma première édition a paru, dans laquelle, on vient de le voir, je signalais une maladie qui *n'avait jamais été décrite*, d'autres auteurs ont écrit sur le même sujet et sous un autre nom. Pendant trois ans j'ai réclamé la discussion afin de rechercher à qui appartenait en réalité la priorité. Que je me sois adressé à mes compétiteurs, à certains journaux de médecine et même à l'Académie, je n'ai jamais été assez heureux pour me faire entendre. Une Commission prise dans le sein de l'Académie de médecine a gardé pendant deux ans un mémoire que j'ai été obligé de retirer. Enfin, tout récemment, l'honorable rédacteur de la *Revue médicale* m'a fourni l'occasion de rompre le silence forcé auquel j'étais condamné depuis trois ans, et a bien voulu mettre à ma disposition les pages de son journal. C'est donc à cette publication, la *Revue médicale*, dirigée par M. le docteur Sales-Girons, que je renvoie mes lecteurs qui désireraient de plus amples détails, en attendant que paraisse une monographie à laquelle je travaille.

Outre les observations que j'ai pu recueillir jusqu'ici et les réflexions qui s'y rapportent, mon travail contiendra l'histoire de la névralgie générale (ataxie, locomotrice, pour mes compétiteurs), et aussi l'indication des tentatives que j'ai faites inutilement pendant trois années pour réclamer la part qui me revient dans la découverte. J'y joindrai des pièces justificatives.

### SECTION 12e. — ÉPILEPSIE, CHORÉE.

**1. Epilepsie depuis l'enfance ; amélioration momentanée. On a ensuite employé tous les moyens empiriques sans résultat.** ***Amélioré.***

2. Epilepsie depuis l'enfance. Jusqu'à cent attaques par mois. Le nombre a été réduit à quatre ou cinq. La malade s'est ensuite adressée à divers guérisseurs et a reperdu ce qu'elle avait gagné. Une persévérance de plusieurs années eût pu produire un résultat complet, mais il est difficile d'obtenir assez de confiance, et de conseiller une aussi longue persévérance pour un résultat toujours douteux.

3. Epilepsie. Un an après le traitement, j'ai revu le malade qui n'avait eu que deux accès dans cet espace de temps. Je n'ai plus eu de nouvelles, mais on m'assure que les attaques ont disparu. *Guéri.*

4. Epilepsie héréditaire. Plus d'accès, mais il reste une bizarrerie aussi fâcheuse que le serait l'idiotisme. *Guéri.*

5. Epilepsie. Traitement trop court. *Rien.*

6. Epilepsie depuis l'enfance. Amélioration au départ après un traitement insuffisant. Plus de nouvelles. *Amélioré.*

7. Epilepsie. Il y avait eu une amélioration notable pendant un an. La malade devait reprendre le traitement. J'ai su depuis qu'elle était morte d'une maladie accidentelle. *Amélioré.*

8. Epilepsie accidentelle. Amélioration. Je regrette de n'avoir pu soumettre le malade à un traitement persévérant, car j'ai la conviction que la guérison aurait eu lieu. *Amélioré.*

9. Epilepsie à accès fréquents, un tous les deux jours au moins. Après avoir diminué pendant un mois, les accès n'avaient plus paru depuis 25 jours, lorsqu'une maladie accidentelle est venue enlever le malade. *Amélioré.*

10. Chorée d'un seul côté. *Guéri.*

11. Danse de Saint-Guy, double. *Guéri.*

12. Danse de Saint-Guy, accès épileptiformes. *Guéri.*

13. Chorée, menstruation difficile. *Guéri.*

14. Epilepsie. *Guéri.*

15. Epilepsie, suite d'abus et d'habitudes mauvaises. Perdu de vue. *Amélioré.*

16. Epilepsie de longue date. *Rien.*

17. Epilepsie à attaques fréquentes. Traitement insuffisant. Perdu de vue. *Amélioré.*

18. Chorée générale très-intense. *Guéri.*

19. Chorée, contractures musculaires, attaques d'hystérie. Suite d'une frayeur très-grande. Cas remarquable. *Guéri.*

20. Chorée, suite d'abus d'eau-de-vie. *Guéri.*

21. Chorée d'un seul côté. *Guéri.*

22. Chorée, menstruation difficile. *Guéri.*

23. Chorée générale. *Guéri.*

24 et 25. Chorée générale. Bons effets de l'électricité. *Guéris.*

26. Epilepsie. Plus d'accès depuis cinq ans. *Guéri.*

27. Epilepsie. Traitement insuffisant. Perdu de vue. *Amélioré.*

28. Epilepsie et ténia. *Perdue de vue.* *Amélioré.*

29. Chorée, menstruation tardive. *Guéri.*

30. Epilepsie consécutive à de fréquents accès de boissons, hébétude ; parfaitement revenu à lui, en possession de toute son intelligence et de ses sentiments. J'espère revoir le malade et qu'il sera définitivement guéri.

On voit que les résultats laissent fort à désirer dans cette section, du moins pour les épileptiques : je n'en conserve pas moins la conviction, comme d'autres médecins très-compétents d'ailleurs, qu'un bon nombre d'épileptiques peuvent guérir, mais à la condition d'un traitement très-long. L'inconvénient qui peut résulter du contact de ces malades me les a fait souvent repousser : désormais je les recevrai plus facilement, en leur réservant un local distinct et une époque particulière. Je le répète, je crois qu'un bon nombre peut guérir.

SECTION 13ᵉ. — PARALYSIE, IRRITATION SPINALE, PARALYSIE ESSENTIELLE.

Les observations que comprend cette section offrent le plus haut intérêt, tant sous le rapport du diagnostic que sous le rapport des résultats obtenus.

Je m'expliquerai ailleurs sur le mot *irritation spinale* et sur le sens que je lui donne.

1. A la suite d'un violent chagrin, une dame est prise de vives douleurs dans les lombes et dans le ventre. Impossibilité de faire exécuter le moindre mouvement aux membres inférieurs; séjour au lit pendant deux ans. Les douleurs sont telles au moindre mouvement, que les linges du lit n'ont pu être renouvelés pendant plus d'un an. Erreurs de diagnostic incroyables. On croit à une affection utérine, on assure avoir examiné au spéculum, la malade ne pouvant être déplacée de son lit. La matrice étant le point de mire, on dirige contre elle les moyens les plus violents, et cependant jamais le moindre dérangement de la menstruation, jamais le moindre écoulement blanc. *Observation des plus intéressantes.* *Guéri.*

2. Douleurs lombaires d'abord, incapacité de faire exé-

cuter le moindre mouvement aux membres inférieurs, station debout impossible. Le malade est porté sur un fauteuil. Erreurs de diagnostic. L'on croit à une affection de la moelle épinière. Au début de ses douleurs, le malade est envoyé aux eaux, il en revient obligé de se servir de béquilles. Envoyé une seconde année, il ne peut plus faire le moindre mouvement. Le malade a 77 ans, il était en traitement à 72 ans, je le vois souvent. Depuis le traitement, plus de douleurs, plus de faiblesse, et malgré son grand âge, il se livre aux travaux des champs. *Guéri.*

3. Paralysie des membres inférieurs, plus prononcée, tantôt d'un côté, tantôt de l'autre. Traitement insuffisant. Le défaut de persévérance du malade l'empêchera d'arriver à un résultat satisfaisant. *Amélioré.*

4. Douleurs aux lombes et dans les membres ; impossibilité de marcher. Traitements divers infructueux. Après quelque temps de traitement, recrudescence des douleurs ; la malade se décourage et veut partir. Quelques jours plus tard, les douleurs diminuent, la marche devient facile. *Guéri.*

5. Paralysie générale du sentiment et du mouvement. Depuis plusieurs années, le malade ne peut se tenir que couché ; c'est dans cet état qu'il a voyagé en France, en Italie, en Espagne, en Corse, s'adressant sans succès à tous les médecins, à toutes les eaux, le dos labouré de cautères et de moxas. Le malade fait aujourd'hui des courses de plusieurs heures, et malgré certaine incertitude des mouvements, sa position est tellement changée, que l'on peut le dire guéri. Revenu l'année suivante, la guérison a été radicale, il a pu chasser sans peine ; la virilité, disparue

depuis plusieurs années a été recouvrée, et M. X. a eu un enfant. *Cas du plus haut intérêt.* *Guéri.*

6. Paralysie progressive des membres inférieurs ; la malade fait à peine quelques pas en traînant les jambes. Douleurs sourdes et surtout sentiment de faiblesse au bas de la colonne vertébrale. Malade âgée de 65 ans. *Guéri.*

7. Même état que le n° 6, mais la paralysie est plus avancée, et il y a parfois des douleurs dans les cuisses : on lui lime lentement les os, dit la malade. Quatre ans de durée. *Guéri.*

Tous les cas qui composent la section 13 sont du plus haut intérêt sous tous les rapports. Je suis convaincu qu'un grand nombre de paralytiques soumis sans succès aux moxas, aux cautères, n'ayant retiré aucun effet du traitement thermal, pourraient être guéris comme l'ont été ceux dont j'ai rapporté l'histoire en quelques mots.

SECTION 14e. — LÉSIONS DU CERVEAU ET DE LA MOELLE.

1. Constitution molle, tournements de tête, vertiges, fourmillements sur tout un côté du corps, semi-paralysie. *Guéri.*

2. Affaiblissement général, semi-paralysie de tout un côté. Constitution délabrée. Le malade est parti dans un état très-satisfaisant, mais trop tôt. *Plus de nouvelles. Amélioré.*

3. Plusieurs atteintes de paralysie de tout un côté à la suite d'attaques ayant laissé le malade sans connaissance pendant plusieurs jours. Difficulté pour parler, hébétude. *Guéri.*

4. Paralysie de tout le côté droit, ramollissement ancien

et limité du cerveau. Le malade se sert de sa main et fait à pied plusieurs kilomètres. *Résultat remarquable. Amélioré.*

5. Paralysie de tout le côté gauche, épanchement dans le cerveau. *Guéri.*

6. Hémorragie cérébrale, paralysie de tout le côté droit, parole supprimée, intelligence très-affaiblie, habitudes d'intempérance. Le malade est arrivé à marcher facilement, parler sans difficulté et s'occuper. Je regrette qu'il ne soit pas venu reprendre le traitement. *Amélioré.*

7. Hémorragie cérébrale chez un vieillard de 78 ans, paralysie absolue de tout un côté, perte de la parole, sensibilité exagérée. La parole reparaît, et le malade peut marcher pendant assez longtemps. L'intelligence a reparu. *Amélioré.*

8. Hémorragies cérébrales successives, paralysie absolue de tout un côté, perte de la parole, existence purement animale. Le malade arrive à pouvoir causer, marcher facilement, et remplit un emploi sédentaire. *Je regrette de ne l'avoir plus revu. Amélioré.*

9. Hémorragie cérébrale, paralysie de tout un côté du corps, parole inintelligible, incertitude de l'intelligence. La parole a reparu ainsi que l'intelligence ; la marche est facile. Malgré ma recommandation, le traitement n'a pas été continué. *Amélioré.*

10. Paralysie, ou plutôt faiblesse de tout un côté, vertiges, hébétude, douleurs à la racine du nez. *Traitement à reprendre. J'espère un bon résultat. Amélioré.*

11. Paralysie des membres inférieurs, compression de la moelle produite par une déviation lente de la colonne vertébrale. — *Renvoyé sans traitement.*

12. Paralysie progressive de tout un côté du corps. Ramollissement inflammatoire du cerveau. *Rien.*

13. Paralysie complète des membres inférieurs, de la vessie et du rectum, lésion organique de la moelle? Cas douteux. Traitement insuffisant pour pouvoir dire si tout espoir est perdu. *Rien.*

14. Paralysie causée par une affection locale de la moelle, qui m'a paru pouvoir être curable. La malade n'est restée que deux ou trois jours.

15. Paralysie des membres inférieurs, de la vessie et du rectum. Un peu d'amélioration : cas douteux et obscur. L'inconstance de la malade l'a empêchée, ici comme ailleurs, de suivre un traitement suffisant. Peut-être la reverrai-je un jour ; je ne crois pas que tout espoir soit perdu.

16. Lenteur de tous les mouvements et de ceux de la langue, intelligence obtuse, hémorragie cérébrale. Le malade est resté seulement quelques jours.

17. Paralysie des membres inférieurs par ramollissement de la moelle. *Rien.*

18. Paralysie absolue des membres inférieurs depuis 20 ans. Diagnostic douteux. *Traitement insuffisant. Rien.*

19. Faiblesse très-grande des membres inférieurs ; paralysie de la vessie, constitution délabrée, cas douteux. Traitement insuffisant. Amélioration de l'état général. Plus revu. *Amélioré.*

20. Ramollissement probable du cerveau. Paralysie générale mais incomplète, perte de la mémoire ; le malade, autrefois médecin distingué, est incapable d'assembler deux idées ; difficulté très-grande de parler, sensibilité exagérée, incapable d'écrire même son nom. Après deux traite-

ments, ce malheureux confrère était arrivé à faire de longues courses, parler, écrire, et même il avait repris l'exercice de la médecine lorsque un an ou deux plus tard un fâcheux accident vint provoquer des accidents nouveaux et aigus. *Cas très-remarquable.* *Très-amélioré.*

21. Altération probable de la moelle. *Plus de nouvelles.* *Amélioré.*

22. Ramollissement très-avancée de la moelle. *Rien.*

23. A la suite de spéculations malheureuses et de grandes préoccupations, un habitué de la bourse donne des signes évidents de trouble de l'intelligence. Peu à peu il s'affecte lui-même de sa position et tombe dans un état de frayeur excessive touchant sa santé. L'appétit se perd, le malade parle avec quelque difficulté et il fait des chutes fréquentes. Après très-peu de temps de traitement, le sommeil et l'appétit reparaissent; M. X. cause de tout avec sens et il fait facilement de longues promenades. A mesure que les forces reparaissent, heureux de cette rapide amélioration, le malade fait des courses très-exagérées, et les autres pensionnaires de l'établissement sont émerveillés de cette belle cure. Cependant, au milieu de cette apparente santé, je remarque toujours un peu d'embarras de la parole, une naïveté excessive pour certaines choses, des actions sans motifs, et des prétentions ridicules. Je manifeste mes craintes à la famille qui ne les partage pas et se montre enchantée de voir le malade en aussi bon état. Six mois après, le malheureux était dans une maison d'aliénés. Je ne suis pas sûr que si l'on m'eût renvoyé le malade, il n'eût pas été possible de le ramener encore. Existait-il bien une lésion matérielle du cerveau?

24. Excès prolongés de boisson et surtout abus de l'absinthe. Hébétude, incapable de se faire comprendre, perte de la mémoire et de l'intelligence, chutes en marchant. Le malade était arrivé à causer, à jouer très-bien au billard, il avait retrouvé la mémoire, mais il avait des accès de colère ridicules. Malgré cette amélioration qui avait transformé le malade, je crains un état grave du cerveau. Je voulais le garder encore en observation, cela ne m'a pas été permis. *Plus de nouvelles.* *Très-amélioré.*

25. Excès de travail et autres peut-être, constitution molle, hémorragie passive du cerveau? paralysie incomplète de tout un côté, face déviée, paupière pendante, larmoiement. Il ne reste plus qu'un peu de paresse des muscles de la face; j'espère qu'une reprise du traitement fera disparaître toute crainte au sujet de ce malade que je crois guéri. *Guéri.*

26. Ce malade est arrivé ici avec une consultation signée de deux noms connus et dont l'un fait autorité, portant pour diagnostic : tumeur du cerveau, de nature syphilitique! Il était incapable de faire un pas, de se tenir même debout; ses mains refusaient leurs services, il y avait un strabisme très-gênant, la vue était affaiblie, la paupière gauche à peu près immobile, la face un peu déviée; c'est un des états les plus graves qui se soient présentés. Aujourd'hui, le malade marche sans canne, il lit, il écrit et son état est modifié du tout au tout. Ce malade a fait preuve d'une grande persévérance, j'espère le voir encore et pouvoir le dire plus tard guéri. *Très-amélioré.*

29. Lésion grave du cerveau prise pour une névralgie. Mécontente de ne pas me voir partager l'idée que l'on s'é-

tait faite de sa maladie, cette malade est partie au bout de quelques jours. J'ai appris depuis qu'elle avait succombé quelques mois plus tard.

30. Disposition aux congestions cérébrales ; attaques épileptiformes, vertiges fréquents. Les attaques ont disparu, malgré un traitement insuffisant. *Très-amélioré.*

31. Plusieurs mouvements congestionnels sur le cerveau, épanchement très-probable, âge avancé, paralysie incomplète de tout un côté. *Le traitement devrait être repris.* *Très-amélioré.*

32. Congestion cérébrale passive, paralysie faciale très-prononcée, faiblesse de tout un côté. La faiblesse a à peu près disparu, la paralysie faciale est nulle au repos. Traitement à reprendre. Cas à peu près le même que le n° 1. Très-remarquable, très-beau résultat. *Très-amélioré.*

SECTION 5e. — PARALYSIES DIVERSES.

1. Paralysie de plomb. *Guéri.*

2. Paralysie progressive des membres inférieurs. Le sentiment est intact mais les muscles refusent d'agir. Rien du côté des selles ni du côté des urines. Erreurs de diagnostic, traitement rigoureux, moxas, eaux minérales sans succès. *Amélioré.*

3. Paralysie attribuée à l'intempérance. Ce malade, dont l'état s'améliorait, a dû être renvoyé pour cause d'inconduite. Je le regrette vivement. *Amélioré.*

4. Paralysie générale, produite par intempérance. Ce malheureux a été forcé de se retirer, faute de moyens d'existence et quoique reçu gratuitement au traitement. J'en

ai eu d'autant plus de regret qu'une grande amélioration avait déjà eu lieu. *Amélioré.*

5. Paralysie des membres inférieurs, consécutive à une affection des vertèbres. Traitement incomplet. J'espérais un bon résultat, un peu de mieux. Plus de nouvelles. *Amélioré.*

6. Paralysie générale, strabisme accidentel, impossibilité de marcher, incertitude des mouvements des mains, accès de vomissements incoercibles, découragement. Cas très-obscur. Moxas, etc., sans succès. Le malade a repris l'usage de ses mains, il marche assez bien avec sa canne, et parfois sans canne. *Amélioré.*

7. Paralysie saturnine. *Guéri.*

8. Paralysie indéterminée, parti après quelques jours de traitement.

9. De même.

10. Crampe d'écrivain. *Sans traitement.*

12. Paralysie générale, bredouillement, perte de la mémoire, sensibilité exagérée, pleurs à propos de rien. Y avait-il une altération du cerveau? Le malade était parvenu à faire de longues promenades à pied. Botaniste érudit, il avait repris son étude favorite et il citait de longs passages de science. A part un peu de difficulté à parler qui du reste semble avoir existé de tout temps et un peu de paresse de la jambe droite, il était très-bien. J'espérais revoir ce malade, je regrette qu'il ne soit pas revenu. Je n'ai pas eu de ses nouvelles directement, mais l'on m'a appris que l'amélioration persistait. *Amélioré.*

13. Paralysie des membres inférieurs, vertiges fréquents, douleurs dans la région lombaire. Pendant la marche, les jambes opèrent des mouvements très bizarres. Arrivé ne

marchant qu'à grand'peine, ce malade en est arrivé à faire de grandes courses, de la gymnastique, à sauter, etc. *Traitement à reprendre.* *Très-amélioré.*

14. Faiblesse et défaut de solidité des jambes accusés par le malade, mais dont on ne se doutait pas en le voyant courir et sauter. L'on a pensé à une lésion de la moelle; pour ma part, je penche plus volontiers pour un état particulier des muscles produit par les voyages que fait journellement le malade en chemin de fer. Son emploi l'oblige à être souvent debout. Une amélioration très-notable a eu lieu et s'est maintenue pendant plusieurs mois, puis plus de nouvelles. *Amélioré.*

15. Douleurs lombaires, difficulté à marcher, paralysie rhumatismale. *Guéri.*

16. Paralysie presque complète des deux bras sans cause apparente. La malade a quitté la maison après quelques jours de traitement. *Plus de nouvelles.* *Rien.*

17. Paralysie complète des deux jambes, survenue subitement après s'être couché et endormi dans une prairie froide et humide. *Cas très-remarquable.* *Guéri.*

18. Paralysie absolue avec douleurs des membres inférieurs, conséquence d'excès habituels de boisson. *Cas très-intéressant.* *Guéri.*

19. Paralysie du côté gauche. *Cas très-obscur. Traitement insuffisant.* *Amélioré.*

20. Paralysie hystérique. *Guéri.*

Les cas qui constituent ces trois dernières sections sont tous des plus graves, cependant on voit que d'excellents résultats ont été obtenus. Le diagnostic est souvent difficile et douteux. Chez quelques malades la constance a fait défaut, tandis qu'un traitement de plusieurs mois et répété eût été utile. Quelques autres sont partis sans traitement, soit qu'ils n'aient point été satisfaits du peu d'assurance de succès que je leur donnais, soit qu'ils aient été effrayés de la longue durée du traitement. Quoi qu'il en soit, des résultats remarquables ont été obtenus dans les sections 13, 14 et 15.

SECTION 16e. — RHUMATISMES.

1. Rhumatisme de l'épaule depuis dix ans. *Guéri.*

2. Rhumatisme général passant à l'état aigu. *Guéri.*

3. Affection rhumatismale, état bilieux. *Guéri.*

4. Rhumatisme fibreux du cou et de l'épaule. *Guéri.*

5. Rhumatisme ancien de l'épaule. *Guéri.*

6. Douleurs rhumatismales dans plusieurs articulations, douleurs vagues dans tous les membres, âge critique. *Guéri.*

7. Rhumatisme d'un côté de la tête, bourdonnement rendant l'ouïe difficile. *Guéri.*

8. Rhumatisme blanc (lait répandu) à la suite de couches, tout mouvement impossible, infiltration, débilitation. *Guéri.*

9. Trois atteintes de rhumatisme général aigu en six mois. *Cas très-curieux.* *Guéri.*

10. Rhumatisme général chez un militaire, mis pour ce fait en disponibilité. A repris du service dans la cavalerie. *Guéri.*

11. Rhumatisme du bras, impossibilité de s'habiller. *Guéri.*

12. Rhumatisme fixé sur les hanches, douleurs intolérables. *Guéri.*

13. Rhumatisme fixé sur les hanches, semi-ankilose. *Traitement insuffisant.* *Amélioré.*

14. Rhumatisme général, affaiblissement considérable à la suite de deux atteintes successives à l'état aigu, et fièvre typhoïde. *Guéri.*

15. A la suite d'un rhumatisme général aigu, le poignet et toute la main sont restés inertes et très-douloureux au moindre mouvement. *Guéri.*

16. Rhumatisme très-ancien des membres inférieurs, nécessitant l'usage de deux cannes. *Guéri.*

17. Rhumatisme ancien des deux épaules. *Guéri.*

18. Rhumatisme des lombes, du pouce et du bras. *Guéri.*

19. Constitution chétive, rhumatisme aigu général, impossibilité de tirer du sang, intolérance de l'aconit, du sulfate de quinine et de l'émétique, douleurs horribles. Le malade marche et sort au cinquième jour de traitement. *Guéri.*

20. Rhumatisme ambulant chronique. *Guéri.*

21. Rhumatisme de l'épaule et du poignet. *Guéri.*

22. Rhumatisme des membres inférieurs depuis plusieurs années, marche difficile, flexion pénible. *Guéri.*

23. Rhumatisme erratique chronique. *Guéri.*

24. Rhumatisme erratique chronique. *Guéri.*

25. Rhumatisme des deux membres inférieurs, marche pénible. *Guéri.*

26. Rhumatisme général d'apparence grave. *Guéri.*

27. Rhumatisme des deux genoux, gonflement de l'articulation. *Guéri.*

28. Rhumatisme erratique ancien. *Guéri.*

29. Rhumatisme des deux épaules et d'un bras. *Guéri.*

30. Rhumatisme de l'épaule gauche. *Guéri.*

31. Rhumatisme des deux jambes avec gonflement sans rougeur, rendant tout mouvement impossible, constitution délabrée. *Traitement à reprendre.* *Amélioré.*

32. Rhumatisme des genoux, hydarthrose, faiblesse extrême de l'articulation. *Guéri.*

33. Rhumatisme lombaire et des jambes. *Guéri.*

34. Rhumatisme du cou et des épaules, sensation de froid. *Guéri.*

35. Rhumatisme de tout le pied et de la cheville. *Guéri.*

36. Rhumatisme vague général, état nerveux. *Traitement à reprendre.* *Amélioré.*

37. Rhumatisme erratique, mais se fixant souvent sur l'épaule droite, la jambe gauche et la tête; atonie générale. *Guéri.*

38. Rhumatisme vague, débilitation. *Guéri.*

39. Rhumatisme très-ancien fixé sur les deux hanches, semi-ankilose, douleurs vives rendant la marche très-pénible et presque impossible. Les douleurs ont cessé, la marche est plus facile. *Traitement à reprendre.* *Amélioré.*

40. Rhumatisme des hanches, raideur excessive des articulations, douleurs vives, marche très-pénible. Traitement insuffisant, néanmoins grande amélioration. *Amélioré.*

41. Rhumatisme aigu. *Guéri.*

Le nombre des cas de rhumatismes qui ont été traités ici s'élève à un chiffre considérable. Ceux que j'ai cités suffisent pour faire connaître le résultat généralement obtenu.

### SECTION 17e. — GOUTTE.

1. Goutte avec accès de plusieurs mois chaque année,

hydarthrose. Les accès ont été moindres pendant longtemps, et aujourd'hui le malade les abrége par des sudations et des douches prises chez lui. *Traitement trop court. Amélioré.*

2. Goutte aux deux pieds, accès pendant lesquels le malade garde le lit ou la chambre pendant deux ou trois mois. Depuis le traitement, il y'a eu des douleurs, mais le malade ne s'est jamais alité. *Traitement insuffisant. Amélioré.*

3. Goutteux ayant déjà eu plusieurs accès qui l'ont forcé de garder le lit pendant plusieurs semaines chaque fois. Les accès n'ont plus reparu, et le malade a pu chasser par tous les temps. Une fois, cependant, la douleur reparut à la chasse; le malade, habitué aux lotions froides, se frictionna avec de la neige et tout rentra dans l'ordre. *Guéri.*

4. Plusieurs accès de goutte, impossibilité de marcher pendant plus de quelques minutes et de s'accroupir. Deux ans se sont passés sans douleurs, et le malade, se croyant guéri, n'a pas suivi le conseil que je lui avais donné de revenir au traitement. On m'assure que de nouveaux accès ont eu lieu. *Amélioré.*

5. Goutte ancienne, traitement pendant quelques jours seulement.

On ne s'étonnera pas du petit nombre de goutteux traités dans l'établissement, lorsqu'on saura que j'ai détourné beaucoup de ceux qui se sont présentés. Je crois à la curabilité de la goutte, mais il faut un traitement très-long, auquel peu de gens veulent se soumettre. Voulant éviter les insuccès produits par le défaut de persévérance, je me borne à prescrire un traitement que les malades peuvent faire chez eux et qui les soulage. Je l'ai indiqué ailleurs. Je serai désormais plus disposé à admettre les goutteux, car j'ai la conviction de les conduire plus promptement à bien avec les nouveaux moyens que possède l'établissement, combinés avec le traitement auquel je faisais allusion il n'y a qu'un instant.

SECTION 18e. — MALADIES DE L'UTÉRUS.

1. Engorgement, abaissement, état catarrhal de la matrice. Menstruation irrégulière et très-pénible, débilité extrême suite d'une affection ancienne des voies digestives. Douze ans de mariage, *stérilité. Trois enfants depuis. Guéri.*

2 Augmentation du volume e la matrice, ramollissement du col, plusieurs fausses couches, faiblesse générale; *deux enfants depuis.* *Guéri.*

3. Engorgement de la matrice, menstruation difficile, pertes blanches, mariée depuis huit ans; *stérilité. Un enfant depuis le traitement.* *Guéri.*

4. Engorgement général de la matrice, antéversion, cinq ans de mariage, *stérilité; deux enfants depuis.* *Guéri.*

5. Engorgement et déformation de la matrice, allongement du col, surexcitation nerveuse, menstruation excessivement douloureuse, impossibilité de marcher, métralgie, état très-amélioré. *Le traitement a été trop court. Amélioré.*

6. Abaissement considérable de la matrice, engorgement et ulcération du col, difficulté extrême à marcher. *Guéri.*

7. Engorgement de la matrice, catarrhe utérin, plusieurs pertes, *stérilité; grossesse depuis.* *Guéri.*

8. Engorgement de la matrice, abaissement, marche dif-

ficile; diminution considérable, traitement trop court; plus de nouvelles; j'attendais de nouveau la malade. *Amélioré.*

9. Engorgement de la matrice, déformation du col, stérilité. L'engorgement avait disparu, mais la stérilité a persisté. Je regrette qu'il ne m'ait pas été donné de suivre cette malade, qui me semble dans de bonnes conditions pour avoir des enfants. (La stérilité peut tenir au mari). *Guéri.*

10. Engorgement utérin, métralgie, surexcitation nerveuse, extrême affaiblissement, digestions difficiles. (Des circonstances particulières ont forcé la malade à s'adresser à un autre établissement dont elle a été peu satisfaite). *Amélioré.*

11. Engorgement utérin, induration du col, antéversion, pertes blanches, *stérilité* après six ans de mariage; *un enfant depuis le traitement.* *Guéri.*

12. A la suite de couches, douleurs vives du ventre, à gauche (péritonite probablement et inflammation de l'ovaire); malgré un traitement énergique, persistance des douleurs, qui ont résisté aux eaux de Vichy, les douleurs se répandant à toute la cuisse gauche. Ovarite chronique, engorgement utérin, amélioration notable. *Traitement trop court. Pas de nouvelles.* *Amélioré.*

13. Engorgement, abaissement et déviation de la matrice, douleurs et pesanteurs du ventre et des reins. *Guéri.*

14. Engorgement mou de la matrice, leucorrhée, fausses couches à trois mois de gestation. *A porté jusqu'à terme.* *Guéri.*

15. Engorgement et déplacement de la matrice, surexcitation nerveuse, menstruation douloureuse, faiblesse générale, difficulté à marcher, maigreur extrême, difficulté des digestions. *Traitement trop court.* *Amélioré.*

16. Induration du col ; déplacement en masse à droite, ramollissement de la muqueuse vaginale, leucorrhée très-abondante, granulations du col. *Guéri.*

17. Engorgement et déviation de la matrice, *stérilité. Traitement incomplet.* *Amélioré.*

18. Déformation du col, abaissement, érosions, pertes blanches, surexcitation nerveuse. *Traitement incomplet.* *Amélioré.*

19. Engorgement utérin, effacement du col : en voie de résolution lorsque la malade est partie. *Plus de nouvelles.* *Amélioré.*

20. Volume énorme de la matrice, ulcérations profondes, pertes blanches fétides et répandant autour de la malade une odeur repoussante, eczéma consécutif, mariée depuis plus de dix ans sans être devenue enceinte. A eu deux enfants depuis le traitement. *Guéri.*

Le nombre des maladies de matrice, que j'ai eu occasion de recevoir à Brioude, est extrêmement considérable et les cas sont très-variés. Mon opinion, touchant les avantages de l'hydrothérapie combinée, est assise aujourd'hui sur une longue expérience et je ne crois pas m'avancer trop, en disant qu'il n'existe pas de maladies de l'utérus, à part, bien entendu, les manifestations positivement cancéreuses, auxquelles il ne soit possible de remédier. Les résultats que j'ai signalés déjà en font foi, et je me borne à mentionner quelques autres cas parmi les plus intéressants.

21. Induration considérable du col et du corps de la ma-

trice, bosselures sur le col. La cautérisation au fer rouge avait été pratiquée par Cazeaux, et ne réussit pas mieux que les autres moyens mis en usage avant. *Cas réputé très-grave.* *Guéri.*

**25.** Engorgement bosselé suspect. *Guéri.*

**27.** Engorgement avec déviation et quelques légères ulcérations. Abus de traitements incendiaires pendant plusieurs années qui ont donné lieu à deux péritonites et laissé d'affreuses douleurs névralgiques. Malade excessivement mobile et difficile, toujours disposée à l'abus de moyens violents, par suite de l'idée qu'elle s'est faite d'une malad e incurable. *Amélioré.*

**29.** Engorgement, abaissement, métralgie, amélioré au départ, plus tard *Guéri.*

**35.** Engorgement utérin suspect, abaissement, douleurs très-vives et par accès dans la région ovarique gauche ; obligation de se coucher plusieurs fois le jour. Cas grave. Les douleurs de la région ovarique, que je considère comme névralgiques, ont disparu. *Traitement à reprendre.* *Amélioré.*

**37.** Engorgement considérable, ulcérations du col, attaques d'hystérie. *Guéri.*

**40.** Engorgement avec bosselures ; ulcérations, amaigrissement extrême. J'avais essayé d'abord tous les moyens employés en pareil cas sans résultat et d'autres l'avaient essayé avant moi, je craignais une affection cancéreuse. Le résultat a dépassé mes espérances. *Guéri.*

**52.** Affection grave de l'utérus, ayant obligé la malade à garder la position horizontale pendant plus d'un an. Douleurs très-vives. Impossibilité non-seulement de faire un pas, mais même de rester sur son séant. En peu de temps, la malade a commencé à faire quelques pas, aujourd'hui elle vit de la vie commune. *Guéri.*

Je dois faire remarquer que les malades qui constituent cette section avaient déjà subi divers traitements sans succès. Plusieurs autres personnes qui se sont présentées ont été renvoyées avec indication d'un traitement possible à domicile.

SECTION 19e. — MALADIES DE LA PEAU.

1. Constitution plus que lymphathique, favus, eczéma aux cuisses, au ventre, aux aisselles, ophthalmie scrofuleuse, insuccès de tous les traitements; *observation remarquable.* *Guéri.*

2. Acné du dos et du corps, pustules. *Guéri.*

3. Impetigo sparsa. *Guéri.*

4. Acné du dos et la poitrine, eczéma. *Guéri.*

5. Impetigo, furoncles fréquents. *Guéri.*

6. Prurigo, plusieurs traitements sans succès. *Guéri.*

7. Dartres rongeantes, impetigo. *Guéri.*

8. Eruption pustuleuse mal déterminée. *Guéri.*

9. Eczéma général. *Traitement à reprendre.* *Amélioré.*

10. Impetigo sparsa, occupant les bras, les mains et les jambes. *Guéri.*

11. Dartre sèche de la poitrine. *Guéri.*

12. Couperose occupant toute la figure. La figure est nette; j'espère qu'il n'y aura pas de récidive. *Guéri.*

13 à 35. Maladies diverses. *Guéris.*
Moins quatre. *Améliorés.*

Les malades qui forment la section 19 ne sont venus à l'Établissement qu'après avoir essayé sans succès de plusieurs traitements. Je dois dire que, pour hâter et assurer la guérison, des médicaments sont souvent mis en usage en même temps que les moyens propres à l'Établissement.

SECTION 20e. — AFFECTIONS CATARRHALES.

1. Catarrhe de la vessie, faiblesse extrême, besoin incessant d'uriner. *Traitement à reprendre.* *Amélioré.*

2. Catarrhe pulmonaire. Séjour trop court, plus de nouvelles depuis le départ. *Amélioré.*

3. Catarrhe pulmonaire. *Guéri.*

4. Catarrhe très-ancien. *Guéri.*

5. Catarrhe pulmonaire, vieillard de 72 ans. *Guéri.*

6. Catarrhe rhumatismal, vieillard de 75 ans. *Guéri.*

7. Catarrhe intense; gêne très-grande à respirer, sifflements et râles s'entendant à distance, toux incessante. *Remarquable résultat.* *Guéri.*

8. Accès très-fréquents de suffocation, tendance extrême au corryzza et au passage du catarrhe à l'état aigu. *Traitement à reprendre.* *Très-amélioré.*

Malgré les résultats annoncés par les hydropathes, j'avoue que le traitement hydrothérapique ne m'inspirait que peu de confiance appliqué seul contre les affections catarrhales, à moins de lui donner un temps fort long. Maintenant que l'Établissement possède des étuves humides et sèches, à vapeurs de goudron, balsamiques et sulfureuses, au lieu de détourner les malades affectés de catarrhes je les engage à se soumettre au traitement, convaincu de la puissance curative des divers moyens que je puis leur offrir; puissance plus grande, je crois, que celle des eaux recommandées en pareils cas, et qui d'ailleurs sont aussi administrées concurremment.

## SECTION 21e. — MALADIES DE LA POITRINE.

1. Plusieurs fluxions de poitrine, grande facilité à s'enrhumer, crachements de sang fréquents, râles muqueux et et sous crépitants dans divers points des poumons, affaiblissement extrême. Il y a six ans que ce malade a été en traitement. *Guéri.*

2. Toux continuelle, mais devenant parfois forte, constante et pénible, sèche en été, grasse en hiver; congestions pulmonaires fréquentes. Point de succès des saignées, des antispasmodiques, des eaux thermales. *Guéri.*

3. Petite toux sèche, continuelle; douleurs vagues dans la poitrine, sensation de serrement, amaigrissement, faiblesse du murmure respiratoire, état inspirant de vives craintes par sa continuité. Tubercules? *Guéri.*

4. Rhumes fréquents, deux fluxions de poitrine, toux habituelle, faiblesse générale, râle muqueux, faiblesse de la respiration, essoufflement. Tubercules? *Guéri.*

5. Fluxion de poitrine, hépatisation du poumon droit,

plus de respiration de ce côté, si ce n'est un peu en haut; dépression notable du thorax, toux continuelle, crachats verdâtres, souvent tachés de sang; maigreur et faiblesse extrêmes, le malade peut à peine marcher. Aujourd'hui il a repris ses habitudes et son embonpoint, la respiration s'étend partout, plus de toux. *Cas très-remarquable.* *Guéri.*

6. Plusieurs fluxions de poitrine, grande impressionnabilité, facilité extrême à s'enrhumer. *Guéri.*

7. Phthisie pulmonaire au troisième degré et laryngite. Ce malade, médecin de mérite, a quitté le Mont-Dore pour venir à l'Établissement, où il a suivi le traitement presque malgré moi, et sous sa responsabilité. Voix éteinte, toux continuelle, pas de sommeil, pas d'appétit, marasme, sueurs le matin, son très-clair sous les deux clavicules, gargouillement. Les forces, l'appétit et la voix ont reparu. Le malade part, ravi de sa résurrection; il reprend l'exercice de la médecine jusqu'en mars suivant. A cette époque, des accidents aigus du côté de la poitrine l'ont entraîné au moment où, heureux du résultat obtenu, il me manifestait l'intention de revenir. *Amélioré.*

8. Plusieurs hémoptysies, toux continuelle, maigreur et affaiblissement extrêmes, matité sous les deux clavicules, rudesse de la respiration, expiration prolongée, essoufflement, sueurs nocturnes. Depuis deux ans, ce malade n'a toussé qu'à intervalles éloignés, il a repris ses occupations, ses forces et son embonpoint, mais il conserve une pâleur qui m'inspire des inquiétudes. Je n'ai pu le décider à suivre un nouveau traitement; il va, dit-il, très-bien. *Guéri.*

9. Jeune homme renvoyé d'une école spéciale dans sa famille comme atteint de tubercules du poumon. Hémoptysies,

toux constante, matité à droite au sommet, respiration faible, pâleur et faiblesse extrêmes ; mère et sœur mortes phthisiques. Tous les symptômes fâcheux ont disparu depuis deux ans. *Guéri.*

10. Phthisie avancée, séjour au lit pendant deux mois. La toux a cessé, la respiration est libre, la malade a repris à peu près ses habitudes ; les règles ont reparu, ainsi que les forces, l'embonpoint et l'appétit. Je voulais soumettre la malade à un nouveau traitement ; elle a résisté. Je ne la perds pas de vue. *Cas remarquable.* *Guéri.*

11. Phthisie au deuxième degré, hémoptysies répétées, pertes des forces. Traitement insuffisant : la malade refuse de continuer ; elle veut se marier, malgré mes observations. J'ai les craintes les plus sérieuses ; la toux persiste. *Amélioré.*

12. Emphysème pulmonaire. *Sans résultats.*

13. Congestion pulmonaire ; âge critique. Traitement à reprendre. *Amélioré.*

14. Phthisie au troisième degré. Renvoyé après un traitement peu prolongé et un peu d'amélioration. *Amélioré.*

15. Phthisie au deuxième degré : père, mère et sœurs morts phthisiques ; laryngite. *En traitement.*

16. Phthisie au premier degré? *Guéri.*

17. Phthisie au deuxième degré ? *Guéri.*

18. Phthisie au premier degré. *Amélioré.*

19. Phthisie au premier degré. *Guéri.*

20. Phthisie au deuxième degré. *Amélioré.*

21. Phthisie au premier degré. *Rien.*

22. Phthisie au premier degré. *Guéri.*

23. Phthisie au deuxième degré. *Amélioré.*

24. Aphonie. Cette malade avait été considérée à tort selon moi comme portant des tubercules. *Guérie.*

Observation très-curieuse.

25. Toux constante, crachats ressemblant à du riz cuit, affaiblissement extrême, maigreur extrême. *Guéri.*

26. Asthme porté au suprême degré. Tant que le malade est resté ici, pas d'accès, sans nouvelles. *Amélioré.*

27. Phthisie au troisième degré. *Amélioré.*

28. Phthisie au deuxième degré. Se soutient en assez bon état depuis 7 ans. *Amélioré.*

29. Tubercules non douteux. *Guéri.*

30. Tubercules certains, séjour au lit pendant assez longtemps. La toux et les signes du côté du poumon s'effacent; un an après l'estomac se prend, nouveau traitement qui améliore l'état de cet organe dans lequel je crois sentir un peu d'empâtement à gauche. Cas très-intéressant. *Guéri et amélioré.*

31. Engorgement du poumon. *Guéri.*

32. Phthisie au deuxième degré. *Rien.*

33. Bronchite suspecte. *Guéri.*

34. Phthisie au troisième degré, traitement très-court. *Rien.*

35. Phthisie au deuxième degré. Le malade semblait guéri; il voulut retourner en Espagne où l'appelaient ses intérêts: au bout d'un an il en est revenu dans un état pour lequel il n'y a rien à tenter. *Amélioré.*

36. Asthme ancien et excessif. *Rien.*

37. Aphonie complète à la suite de rhumes et ayant résisté à tous les moyens. En trois semaines, la toux avait cessé et la voix avait repris son timbre ordinaire. Revu souvent bien portant. *Guéri.*

38. Engorgement des deux poumons; incapable de faire plus de quelques pas et de parler sans s'arrêter à chaque mot, semblait voué à une mort certaine et prompte. Revu souvent depuis. *Guéri.*

39. Asthme très-avancé. *Amélioré.*

Je crois devoir appeler l'attention toute spéciale de mes confrères sur les résultats de la section 21 ; ils sont très-remarquables, mais je tiens essentiellement à ce qu'on ne croie pas que je me borne aux procédés hydrothérapiques pour combattre les affections de la poitrine. C'est une combinaison de moyens dans lequel entrent le goudron, l'huile de foie de morue, l'iodure de potassium, l'iode, l'iodure de fer, l'opium, le soufre, l'exercice, l'équitation, etc., etc., selon les cas, selon les malades et selon les indications. Je termine un travail étendu sur la curabilité et le traitement de la phthisie, dans lequel je recherche la part qui doit revenir à chaque moyen, et la lettre qui termine cette brochure fera connaître ce que l'on doit attendre de l'hydrothérapie appliquée au traitement de cette maladie.

SECTION 22. — AFFECTIONS SCROFULEUSES.

1. Tumeur blanche du genou, impossibilité de faire un pas. En quittant la maison, la malade marchait sans canne. Plus de nouvelles directes, mais on m'a assuré l'avoir vue un an après faire une lieue à pied et sans boiter pour aller à la messe. *Guéri.*

2. Ophthalmie scrofuleuse, ganglions suppurés et engorgés, insuccès de tous les traitements. *Guéri.*

3. Tumeur blanche du genou, impossibilité de marcher. Amélioration au bout de quelques semaines. Je n'ai plus revu la malade, que j'avais engagée à revenir. *Amélioré.*

4. Scrofuleux, carie du sternum, carie du coude gauche, semi-ankylose. *Guéri.*

5. Ulcération au cou, carie du sternum et du coude droit avec gonflement considérable, atrophie du bras, ankylose. Traitement trop court, a fini néanmoins par guérir. *Guéri.*

6. Ulcérations scrofuleuses très-anciennes. *Guéri.*

7. Ulcérations et ophthalmie scrofuleuses, carie des os du pied ; mère morte scrofuleuse et syphilitique. *Guéri.*

8. Etat lymphatique : engorgement énorme des deux genoux, douleurs, éruptions furonculeuses fréquentes. Traitement à reprendre. *Amélioré.*

9. Scrofuleux au suprême degré, couvert d'ulcérations et de caries ; a quitté l'établissement au bout de huit jours.

10. État lymphatique, peu réglée, bouffissures, toux, étouffements, syncopes. Traitement à reprendre. *Amélioré.*

11. Carie des os du pied. *Guéri.*

12. Tumeur blanche du genou. *Guéri.*

13. Tumeur blanche de l'articulation du pied, douleur excessive à la marche, constitution délabrée, revue depuis. A peu près. *Guéri.*

14. Abcès scrofuleux, carie, ankylose de coude. L'ankylose reste. *Guéri.*

15. Tumeur blanche du genou. *Guéri.*

L'iode, l'extrait de noyer, le brôme, l'or, le fer, etc., sont souvent et suivant les indications, employés chez les malades de cette section concurremment avec le traitement spécial de l'Établissement. C'est à cette association, croyons-nous, que nous devons les résultats heureux et rapides obtenus.

SECTION 23e. — ANKYLOSES, ENTORSES, PLAIES, ULCÈRES.

1. Arthrite, blennorrhagie ancienne, séjour prolongé au lit, ankylose des deux articulations coxofémorales, tentatives malheureuses de rupture, douleurs vives, contractures musculaires, marche excessivement pénible et lente. Les douleurs ont à peu près disparu; le malade fait de longues courses à pied, la rapidité de la marche a gagné dans la proportion de 1 à 6 ou 8 : amélioration valant guérison. *Amélioration.*

2. Vieux ulcères des jambes, rebelles à tous les moyens. *Guéri.*

3. Vieux ulcères des jambes, rebelles à tous les moyens. *Guéri.*

4. Inflammation des deux articulations coxofémorales, ankyloses, douleurs vives, marche excessivement pénible. Les douleurs ont disparu, la marche est facile autant qu'elle peut l'être avec des ankyloses. *Amélioré.*

5. A la suite d'une luxation, et je crois même d'une fracture de l'épaule, malgré l'emploi de diverses eaux, le malade, ouvrier, était depuis quatre ans incapable de travailler. *Cas très-remarquable.* *Guéri.*

6. Ankylose des deux cuisses, douleurs passant parfois à l'état aigu. Suspendues pendant un an, ces douleurs se sont manifestées de nouveau. *Résultat passager.*

7. Double ankylose des cuisses. Cas resté fort obscur

pour tous les médecins qui ont vu la malade. Amélioration dans les douleurs. *Amélioré.*

Je ne cite que pour mémoire un grand nombre de plaies et d'ulcères cicatrisés par les douches, les applications de compresses mouillées et les immersions, mais je ne puis omettre de mentionner deux cas de mutilation par explosion d'armes à feu, dans lesquels les irrigations continues d'eau froide, au moyen d'une fine douche mobile, m'ont permis de conserver les membres et d'obtenir la cicatrisation avec une rapidité inouïe, sans accident, sans fièvre, sans suppuration, et je dirai même sans douleur.

## SECTION 24e. — DIVERS.

1. Mauvaise constitution primitive, syphilis ancienne, mal ou non traitée, accidents tertiaires méconnus, gonflement de la face comme éléphantiasique ; douleurs excessives ; carie des os de la face, issue de diverses esquilles volumineuses ; séjour au lit de plusieurs mois, intelligence compromise, cas désespéré. Le malade a pu reprendre ses forces, et même un peu ses occupations. De nouvelles douleurs ont eu lieu vers la tête, produites probablement par le détachement de quelque nouvelle portion d'os. *Observation des plus remarquables.* *Amélioré.*

2. Incontinence d'urine. *Guéri.*

3. Ephidrose ; bien portant en apparence, mais d'une pâleur et d'une faiblesse extrêmes ; bouffissure. Ce malade rendait chaque jour une incroyable quantité de sueurs ;

usage immodéré des vêtements les plus chauds, même par les plus grandes chaleurs, pour se mettre à l'abri des refroidissements pendant ces transpirations immodérées de jour et de nuit ; surexcitation nerveuse. *Cas rare et remarquable.* *Guéri.*

4. Constitution délabrée suite d'excès, tendance aux congestions à la tête. *Plus de nouvelles.* *Amélioré.*

5. Syphilis ancienne. *Guéri.*

6. Jeune homme voyant à peine assez pour les besoins ordinaires de la vie, soumis à des traitements de toute nature par des spécialistes, aggravation constante. Pour moi chloro-anémie. Le traitement a été dirigé contre l'état général sans s'occuper des yeux. *Cas très-remarquable.* *Guéri.*

7. Arthrite, hydartrose. *Guéri.*

8. Diabète sucré déjà amélioré au moment de l'arrivée. *Guéri.*

9. Chlorose au maximum rebelle à tous les moyens. *Cas remarquable.* *Guéri.*

10. Syphilis constitutionnelle. *Guéri.*

11. Même cas. *Guéri.*

12. Même cas. *Guéri.*

13. Céphalalgie, faiblesse excessive de la vue, impossibilité de lire, chloro-anémie. Cas ayant les plus grands rapports avec le n° 6. *Cas remarquable.* *Guéri.*

14. Atonie générale. *Guéri.*

15. Ce malade m'arriva dans l'état le plus déplorable accompagné par son médecin praticien de mérite qui n'avait rien trouvé pouvant expliquer la position de son client. Impossibilité de dire quelques mots et de faire deux pas ; im-

possibilité de rester couché sans être menacé de suffocation. Jambes et ventre énormes, grande décoloration. Les recherches les plus minutieuses ne me firent rien découvrir, ni du côté des organes de la respiration, ni de ceux de la circulation; quelque temps avant, M. Bouilland n'avait rien trouvé non plus. Après trois semaines de traitement, le malade put s'habiller, se chausser, faire quelques tours de jardin et rester au lit. Après six semaines, il faisait de longues promenades, jouait au billard, faisait même des armes, il ne restait plus qu'un peu de gonflement aux pieds le soir. Malheureusement, le malade fut obligé, malgré lui, à retourner à son poste où l'attendaient des fatigues et des soucis qui le firent retomber. Il revint une seconde fois, mais il fut impossible de retrouver le mieux obtenu la première fois. J'ai appris que le malade avait succombé quelques mois plus tard. Je n'ai pas eu de détails. *Cas très-remarquable.*

16. Pertes séminales. *Amélioré.*

17. Leucocythémie, tumeur énorme de la rate occupant les deux tiers du ventre, douleurs névralgiques. *Cas très-curieux d'analyse trop longue.* *Amélioré.*

J'ai appris que la malade avait succombé entre les mains des somnambules et des charlatans.

18. Etat chlorotique. Symptômes discordants, plusieurs erreurs de diagnostic et de traitement. *Traitement à reprendre.* *Amélioré.*

19. Rétrécissement cancéreux de l'intestin. Revenu à toutes les apparences de la santé pendant trois ans, selles régulières, digestions faciles. Le cancer existe dans la famille. *Cas très-intéressant.* *Amélioré.*

A fini par succomber à la suite de manœuvres intempestives.

20. Céphalalgie nerveuse, insomnie. *Guéri.*

21. Pertes séminales, débilitation, dérangement des fonctions digestives. *Traitement trop court.* *Amélioré.*

22. A la suite de couches, faiblesse d'un membre inférieur empêchant la marche; faiblesse surtout dans les articulations. *Guéri.*

23. Douleurs et raideur du pied à la suite d'une blessure grave. *Guéri.*

24. Fatigue générale, excès de travaux de l'esprit. *Guéri.*

25. Même cas. *Plus de nouvelles.* *Amélioré.*

26. Delirium tremens très-ancien; vieillard de soixante-dix ans. *Rien.*

27. Chlorose ancienne et rebelle traitée sans succès pendant plusieurs années. Cette malade a éprouvé une véritable transformation. *Traitement à reprendre. Très-amélioré.*

28. Syphilis constitutionnelle. *Guéri.*

29. Constitution délabrée, deux fistules urinaires, trajets fistuleux indurés. L'induration a à peu près disparu, les fistules semblent cicatrisées, ou du moins, elles ne donnent plus depuis longtemps. Etat général excellent. *Cas remarquable. Traitement à reprendre.* *Amélioré.*

30. A la suite d'excès de travail intellectuel, vertiges, faiblesses et presque syncopes cinq ou six fois par jour. Le malade avait pris l'habitude de combattre ses faiblesses par les spiritueux. Perte d'appétit. *Remarquable résultat.*

Traitement à reprendre. *Très-amélioré.*

31. Fièvre typhoïde parvenue au plus haut degré de gravité. Les médecins qui avaient vu la malade jusque-là l'avaient jugée perdue, et ont cru devoir se retirer lorsque je suis

arrivé ; un seul a bien voulu, sinon partager la responsabilité de mes actes, du moins m'assister jusqu'au bout. Ce cas produisit une grande émotion dans la ville. *Guéri.*

32. Fièvre typhoïde extrêmement grave. La jeune malade était arrivée à un tel état, que le curé de la paroisse la croyait morte (J'ai publié cette curieuse observation). *Guéri.*

33. Fièvre typhoïde très-grave ; perte de la connaissance depuis plusieurs jours. *Guéri.*

34. Fièvre typhoïde très-grave. *Guéri.*

35. Fièvre typhoïde très-grave. *Guéri.*

36. Fièvre grave, délire et agitation extrême. *Guéri.*

37. Pertes séminales. *Guéri.*

## TRAITEMENT DES MALADIES DE LA POITRINE.

Je désire appeler encore l'attention de mes confrères et des malades sur ce sujet.

Ainsi que je l'ai dit ailleurs, des dispositions spéciales ont été prises dans mon Établissement en vue de la guérison des maladies graves de la poitrine, et de la phthisie en particulier. Rien de semblable, que je sache, n'a été tenté jusqu'à ce jour en aucun pays : la lettre suivante fera comprendre toute ma pensée et les motifs sur lesquels je me fonde pour conseiller un traitement qui pourrait paraître aventureux.

# DU ROLE
# DE L'HYDROTHÉRAPIE COMBINÉE
## DANS LE TRAITEMENT
## DE LA PHTHISIE PULMONAIRE.

---

*A M. le Docteur* L. A...

Brioude, le 15 février 1864.

Monsieur et très-honoré Confrère,

Il est bien certain que pour le public et même pour bon nombre de médecins, l'application de l'hydrothérapie au traitement de la phthisie paraîtra, non-seulement une excentricité, mais encore une tentative imprudente et blâmable. Pour vous, il n'en sera pas ainsi. Mieux que personne vous le savez, il faut chercher encore des moyens de guérir la phthisie, il faut chercher en dehors des banalités et des voies battues. J'espère que vous trouverez l'idée qui fait le sujet de ma lettre d'accord avec la saine théorie médicale, et j'espère aussi vous convaincre que, parmi les moyens sur lesquels il faut compter le plus contre cette terrible maladie, l'hydrothérapie doit occuper un rang important, j'ose même dire le premier.

J'ajoute que je ne suis pas l'inventeur de l'idée ;

l'on trouve dans plusieurs auteurs la recommandation expresse de l'eau froide et des sueurs. Cœlius-Aurelianus, Alexandre de Tralles, Boerrhaave, Van-Swieten, Ghisi, Gervasius, Hufeland, Foucault, A. L. J. Bayle, Lebert, Gueneau de Mussy, etc., etc., sont de ce nombre.

Il est admis, et c'est bien là, je crois, la doctrine que vous professez, que la phthisie est une maladie générale, et que la manifestation locale des tubercules n'est qu'un fait secondaire et conséquent. La phthisie, la *tuberculose*, si l'on veut employer un mot plus nouveau, entraîne toujours l'idée d'une *diathèse :* par suite, la présence des tubercules, dans un point quelconque de l'organisme, implique l'existence d'une *affection générale* et d'une *disposition spéciale*. La phthisie est bien une maladie *totius substanciæ*, et alors qu'elle est encore à l'état *d'affection*, alors que la *disposition* ne s'est révélée par aucune *manifestation organique*, elle n'existe pas moins, se traduisant même parfois par quelques caractères particuliers et se liant le plus souvent à un état de faiblesse constitutionnelle.

Il est bien certain aussi que la diathèse qui nous occupe est souvent héréditaire et que, latente parfois pendant un temps très-long, elle semble n'attendre qu'une occasion, un âge et des conditions favorables pour éclater chez les descendants.

Il résulte donc des propositions qui précèdent, que :

Sans exclure l'application des moyens agissant localement, le traitement doit être plus particulièrement général. Et c'est presque se rendre coupable de naïveté que de rappeler l'importance qu'il y a à combattre, chez les sujets suspects, une *Diathèse*, une affection générale dont il est malaisé de se rendre maître lorsque les manifestations locales se sont déjà montrées.

Dans la curation de la phthisie, la prophylaxie, la prévention est donc une chose essentielle et capitale. Et lorsqu'un médecin possède depuis longtemps la confiance d'une famille, chose malheureusement trop rare de nos jours, lorsqu'il sait que cette famille est entachée *du vice tuberculeux*, il est de son devoir de surveiller de près les enfants. Et dès que quelques indices se présentent, il doit faire tourner au profit de ces enfants prédestinés, la confiance qui lui est accordée et la connaissance qu'il possède des antécédents de la famille. Il doit user de toute son influence pour obtenir que l'enfant menacé soit soumis à un traitement hygiénique et prophylactique capable de lutter avec l'affection, avant quelle se traduise par des manifestations non douteuses.

Or, je vous le demande, Monsieur, connaissez-vous quelque modificateur de l'économie plus puissant, qu'un traitement hydrothérapique bien entendu? pensez-vous qu'il existe quelque moyen plus capable de réveiller les forces vitales, de relever les fonctions et de rétablir une juste harmonie dans leur action?

Il est bien certain que je parle de l'hydrothérapie telle que je l'entends, de l'hydrothérapie ayant à sa disposition des moyens variés et nombreux, des étuves de toute sorte, des salles à respiration, etc., etc., au lieu de se borner ou à peu près à l'administration de quelques douches.

Il est certain que la *répétition des rhumes*, que l'impressionnabilité trop grande de la peau aux influences atmosphériques, sont les causes les plus habituelles du début de la manifestation des tubercules. Et je ne sache pas qu'il existe de moyen plus sûr que l'hydrothérapie bien entendue, pour diminuer cette excessive impressionnabilité et aussi cette disposition à s'enrhumer.

Je désire, Monsieur, que vous ne me soupçonniez pas d'un exclusivisme qui est loin de ma pensée. Tout en accordant à l'hydrothérapie une très-grande prédominance, je n'entends pas priver les malades du bénéfice qu'il est possible de retirer des autres moyens hygiéniques, tels que l'exercice, la gymnastique, l'équitation, etc. Tout cela, du reste, est du domaine de mon hydrothérapie. Je n'entends pas davantage les priver des secours des agents pharmaceutiques, des eaux minérales, etc. Je ne veux pas même détourner ceux qui sont en position de le faire, de tenter du changement de climat. J'ai donné ailleurs mon avis au sujet de cet expédient fort douteux qui, dans tous les cas, exige des conditions de fortune et de liberté qui ne sont pas le partage de tous. L'hydrothérapie au contraire est à la portée de toutes les positions, elle peut s'appliquer en tout temps, presque en tout lieu et même entrer, en partie du moins, dans les habitudes ordinaires de la vie.

J'ai eu souvent l'occasion de mettre en pratique les préceptes que je donne et de recourir à l'hydrothérapie à titre de moyen prophylactique, je n'ai eu qu'à m'en louer, en voici quelques exemples.

*Obs.* 1. Le comte de N... a eu deux sœurs qui sont mortes phthisiques et lui-même a donné des inquiétudes à sa famille. Il a trois filles. L'aînée est d'une force peu commune ; la seconde, blonde, pâle, maigre, à poitrine étroite, a eu toujours *quelque chose* depuis sa naissance et elle s'enrhumait avec la plus grande facilité. Il y a cinq ans, à l'âge de six ou sept ans, elle eut un rhume qui dura plus longtemps que d'habitude. Perte de l'appétit et du sommeil, disparition des forces, maigreur et pâleur excessives, sueurs le matin. L'examen de la poitrine me permit de constater, au sommet d'un poumon une matité très-nette et une notable diminution du murmure respiratoire. C'était à la fin de l'hiver. Je conseillai les Eaux bonnes à domicile, mais la petite malade n'en put jamais prendre plus d'une demi-tasse à café tous les matins, et l'huile de foie de morue était vomie. Dans ces difficiles conditions, je prescrivis le traitement hydrothérapique qui fut bientôt très-bien supporté et vigoureusement poussé. Lotions, douches, bains de piscine, étuve humide et à dégagement de vapeurs d'iode, enveloppement dans le drap mouillé jusqu'à transpiration, etc. Cette enfant remonta très-vite, et pendant deux ou trois ans il ne fut plus question de rhumes. Depuis dix-huit mois, il y a de temps en temps un peu de toux, mais l'état du poumon n'offre rien d'inquiétant. Malheureusement, les exigences de son éducation retiennent cette enfant loin de sa famille, elle suit sans peine tous les exercices de la pension et sa santé est relativement bonne. Si cette toux se montre encore, je la soumettrai de nouveau au traitement pendant les vacances prochaines.

*Obs.* 2. La troisième fille de M. D. a eu le carreau

dans son bas âge. Elle a guéri sous l'influence d'un long traitement, et aujourd'hui elle est très-forte et bien portante.

*Obs.* 3. M. de B. avait épousé une jeune orpheline de très-chétive constitution dont la mère était morte phthisique. De cette union était issu un enfant qui me fut confié alors qu'il avait 7 ans. Très-grand, très-maigre, à poitrine étroite comme sa mère, il transpirait au moindre exercice et s'enrhumait à chaque instant. Je le soumis à un traitement hydrothérapique. La constitution s'améliora rapidement, l'appétit et les fonctions digestives acquirent une activité inconnue jusque-là, la tendance à s'enrhumer et à transpirer disparut, et le jeune malade ne tarda pas à pouvoir faire impunément et par tous les temps de très-longues promenades. C'est aujourd'hui un jeune homme de 16 ans, qui a pu faire ses études sans interruptions et qui est aussi fort que la plupart de ses camarades. La mère est morte phthisique il y a quatre ou cinq ans.

*Obs.* 4. M. H. est né d'une mère un peu plus que lymphatique : sa constitution était tellement chétive, qu'il ne put être envoyé à l'école à cause des précautions minutieuses qui lui étaient nécessaires et sans lesquelles il gagnait la fièvre et des rhumes très-tenaces. A l'âge de 10 ans, je le soumis au traitement hydrothérapique qui eut pour effet de le rendre moins impressionnable et demettre fin aux rhumes. Il a 16 ans maintenant, il suit sans difficulté les classes d'un lycée, mais il reste encore un peu chétif. Depuis deux ou trois ans, sous l'influence de quelqu'autre conseil, ce jeune malade va aux eaux dans le Dauphiné. Je regrette de n'avoir pas pu lui faire reprendre le traitement qui lui avait si bien réussi, mais tel qu'il a été, le premier résultat obtenu n'en est pas moins très remarquable.

*Obs.* 5. L. G... me fut confié à l'âge de 11 ans ; il était petit, grêle, mal développé, il pissait au lit, il toussait ; le poumon droit offrait à son sommet une matité très-manifeste et le murmure respiratoire, très-affaibli, s'accompagnait d'un peu de râle à fines bulles. Un traitement hydrothérapique de deux mois pendant deux années consécutives a rétabli complétement le malade dont la santé est parfaite. L... a maintenant 17 ans, il est fort et robuste.

Je pourrais citer d'autres cas peut-être plus saillants, mais j'aime mieux me borner à ceux qui ont subi l'épreuve du temps.

Ne suis-je pas en droit, Monsieur, de par la théorie et par la pratique, de conseiller la médication hydrothérapique bien entendue comme un moyen très-puissant, lorsqu'il s'agit de prévenir la phthisie chez les enfants sur qui pèsent l'hérédité et une chétive constitution, et lorsqu'il s'agit de combattre, dès leur début, des accidents fâcheux et qui autorisent à croire à l'existence des tubercules à l'état naissant.

J'espère que je serai assez heureux pour vous convaincre qu'il est juste aussi d'accorder à cette médication une place importante dans le traitement curatif de la phthisie confirmée.

Partant de ce même fait, que la phthisie est une maladie constitutionnelle, une diathèse qui, entr'autres phénomènes, entraîne le dépérissement de l'individu ; qu'il s'agit, comme le disent les Anglais, d'une *con-*

*somption*, il est évident qu'un traitement capable de produire dans tout l'organisme une modification profonde, d'activer toutes les fonctions et surtout celles de la peau et de l'appareil digestif, il semble évident, dis-je, qu'un tel traitement doit jouer un beau rôle et faire concevoir de belles espérances. Et veuillez bien y songer, du reste, l'hydrothérapie telle que je l'entends, l'hydrothérapie que je nomme *combinée*, résume le plus grand nombre de moyens mis en usage tous les jours contre la maladie qui nous occupe, elle peut répondre à la plupart des indications qui se présentent à remplir.

Le nombre des cas que j'ai eu occasion de recevoir à l'établissement de Brioude n'est pas encore très-grand, et cependant ma conviction est complète, tant les résultats obtenus ont été saillants. Je vous avoue pourtant qu'il m'a fallu y être presque contraint, pour tenter mon premier essai.

*Obs.* 6. Le premier phthisique qui est venu demander aux moyens de l'hydrothérapie un soulagement qu'il ne trouvait pas ailleurs est un médecin du Puy-de-Dôme. Ce malheureux confrère arriva chez moi au mois de juillet 1850 après avoir été renvoyé du Mont-Dore par Bertrand. Le docteur D... avait 41 ans; il était incapable de faire plus de vingt pas, sa maigreur était extrême, la toux était incessante et étouffée, la voix était entièrement éteinte. Pas un instant de sommeil, alimentation réduite à quelques rares potages, fièvre hectique, gargouillement sous la clavicule droite, etc. Dans cette fâcheuse situation, je crus devoir prévenir M$^{me}$ D... de la fin prochaine de son mari qu'elle était venue accompagner. Je cherchai à détourner le malade d'une tentative qui me semblait dangereuse et au moins intempestive, mais toutes mes remontrances furent sans effet, M. D... voulut quand même et sous sa responsabilité, tenter de ce dernier moyen dans lequel il avait confiance. « Je » sais ma position, me disait-il, je veux essayer l'hydrothé- » rapie, je n'ai rien à perdre et tout à gagner : et si vous » me refusez de me diriger dans l'administration du traite- » ment, je le ferai chez moi, tant bien que mal. »

Le résultat fut bien autre que je l'avais pensé. En très-peu de temps, le sommeil et l'appétit avaient reparu, les forces s'étaient considérablement accrues. Le traitement fut poussé avec une grande activité exagérée encore par le malade. Bref, après deux mois de traitement, M. D... mangeait beaucoup, il faisait chaque jour plusieurs promenades de quatre à cinq kilomètres, le sommeil était réparateur, un embonpoint relatif avait paru, la toux était rare et la voix avait repris presque son timbre normal. M. D... rentra chez lui bien convaincu qu'une erreur de diagnostic avait été commise; il put reprendre l'exercice de la médecine et pendant tout l'hiver il visita, en voiture ou à cheval, ses malades de la campagne. Je le revis chez lui au mois de mars 1851 ; il était encore très-bien quoiqu'il fût aisé de constater la persistance des signes ne laissant aucun doute sur l'existence des cavernes.

Un autre confrère de la même localité qui suivait de près M. D... m'assura que ces signes devenaient moindres de jour en jour, et pour lui le travail de cicatrisation n'était pas douteux et se faisait même avec rapidité.

Vers le mois d'avril, au moment où il se disposait à retourner à Brioude, M. D... contracta une fluxion de poitrine qui le fit périr en peu de jours.

Que serait-il advenu si ce malade avait pu reprendre un traitement qui lui avait si bien réussi ? Je n'ose pas dire qu'il eût guéri, mais n'est-il pas permis d'espérer que cette existence, qui avait été à la veille de s'éteindre, eût pu être prolongée et peut-être encore longtemps.

*Obs.* 7. Mon second malade, fut un marchand ambulant âgé de 35 ans, qui dit avoir eu plusieurs *pleurésies* depuis l'âge de 24 ans et avant que la toux soit devenue incessante. Matité très-prononcée sous les deux clavicules, faiblesse de la respiration, et à droite râle sous crépitant. Affaiblissement très-prononcé, grande maigreur, pâleur, petite toux sèche, deux hémoptisies peu abondantes, essoufflement. Après un premier traitement de deux mois, Pa... se sentit renaître, les forces et l'appétit avaient reparu, la toux avait presque cessé. Pendant plusieurs mois et quoiqu'ayant repris ses voyages, ce malade continua les lotions et les demi-bains, et il fit usage, alternativement, de l'huile de foie de morue, de l'iodure de potassium et de l'arsenic. L'année suivante, Pa... vint faire un nouveau séjour à l'établissement, et les malades qui l'avaient vu l'année précédente eurent de la peine à le reconnaître. Pendant sept ou huit ans j'ai vu Pa... tous les ans et sa santé n'a pas subi de nouvelle atteinte.

*Obs.* 8. En 1853, je fus mandé, dans un département voisin, pour voir un religieux que ses supérieurs avaient dû dispenser de toutes les exigences de la règle, relégué à l'infirmerie et que le médecin de la maison considérait comme phthisique et perdu sans ressources. Comme le confrère qui avait vu jusque-là le malade, je pus constater tous les signes de la tuberculisation bien confirmée. Il y avait des sueurs nocturnes, extinction de la voix, toux incessante, la faiblesse et la maigreur étaient très-grandes. J'engageai le Père S... à venir à Brioude se soumettre à un traitement régulier : au bout de quelques semaines il put rentrer dans son couvent, non pas guéri, bien entendu, mais dans un état infiniment meilleur, et il fut capable de vivre à peu près de la vie de la communauté et de remplir un emploi. L'année suivante le traitement fut repris, et depuis lors, la santé s'est toujours améliorée. Le Père S... fut envoyé dans une maison du midi, tous les ans j'ai reçu de lui des lettres, me demandant de nouveaux conseils et me faisant connaître une nouvelle amélioration. Il y a un mois environ, une dernière lettre me donnait les meilleurs renseignements. Il est bien entendu que d'autres moyens ont été employés, tels que l'iode, le goudron, l'arsenic, etc., etc.

*Obs.* 9. Je fus mandé un jour à la limite du département, pour voir un entrepreneur de chemin de fer qui, me dit-on, perdait tout son sang par la bouche. Je trouvai, en effet, un homme de 36 à 38 ans qui avait rendu, après de violentes secousses de toux, une énorme quantité de sang rouge et écumeux. Pâle et très-amaigri, M. P... toussait depuis plusieurs années et il avait eu déjà plusieurs crachements de sang. Après avoir paré aux premiers accidents, je fis transporter le malade à Brioude, et je pus constater tous les signes de la tuberculisation très-avancée. Après deux mois de traitement pendant l'hiver, P... put se rendre de nouveau où l'appelaient ses affaires et il fit plusieurs voyages fatigants. Au printemps suivant, il vint de nouveau se soumettre au traitement, et pendant deux ans j'ai pu le voir, je n'ose pas dire guéri, mais dans un état relativement très-bon. Depuis lors je l'ai perdu de vue. J'ajoute que, comme les autres malades et concurremment avec l'hydrothérapie, M. P... a fait usage de divers médicaments.

*Obs.* **10.** Un jeune homme d'une trentaine d'années, marié, cordonnier, toussait depuis longtemps. Aphone, dans un état de consomption très-avancée, C... présentait tous les signes physiques et rationnels de la phthisie confirmée. Il fut soumis, en même temps que trois autres malades, au traitement hydrothérapique pendant l'hiver. En assez peu de temps son état s'améliora d'une façon très-remarquable, et deux mois plus tard, il put reprendre son travail. Pendant longtemps, C... fut mis à l'usage de divers remèdes et surtout de l'huile de foie de morue. Aujourd'hui il est frais, fort, d'un bon teint et il ne tousse jamais. Je le crois guéri, et cette guérison date aujourd'hui de cinq ans.

*Obs.* **11.** Un jeune homme issu d'une mère morte phthisique, sujet à contracter des rhumes, était entré au séminaire. Au bout d'une année d'études, un de ces rhumes, plus opiniâtre que d'habitude, l'obligea à rentrer chez lui. Pendant ce temps le père de Cor... mourut et il fut lui-même atteint d'une pneumonie très-grave qui affecta une marche anormale et m'inspira les plus vives inquiétudes. L'état antérieur devint plus fâcheux et je ne conservai plus de doutes quant à l'existence des tubercules dans les poumons. Découragé, possesseur d'une assez belle fortune, Cor... renonça à la carrière ecclésiastique; il se trouva par conséquent sous le coup de la loi sur le recrutement et il dut se présenter devant un conseil de révision. Deux médecins examinèrent le jeune conscrit : l'un diagnostiqua des tubercules, l'autre une pneumonie chronique, et en face de cette incertitude, le conseil ajourna à trois mois sa décision. Au bout de ce délai, l'incertitude cessa et le jeune homme fut réformé pour cause de *tubercules pulmonaires*. C'est alors que je soumis le malade à l'hydrothérapie combinée. Après deux mois environ d'un traitement énergique, la toux avait à peu près cessé, la respiration était libre, le teint, jusque-là blême, avait repris une belle couleur, l'appétit était très-grand, l'embonpoint avait reparu et Cor... semblait dans la meilleure voie. Il y a sept ans que ce malade continue à bien se porter, il ne tousse plus, il est marié, il a des enfants, je l'ai vu encore il y a à peine un mois, et tout semble promettre une guérison définitive.

*Obs.* 12. En 1857 l'on m'adressa une jeune veuve pâle, amaigrie, hystérique, toussant depuis longtemps et se plaignant de douleurs au bas ventre. Le confrère qui voyait cette malade insistait, dans sa note, sur l'état de la poitrine et se demandait s'il n'y avait pas là une contr'indication au traitement. Outre un état assez grave de la matrice, il y avait en effet de la matité sous la clavicule droite et une faiblesse notable de la respiration. Après huit ou neuf semaines de traitement, M^me^ Lar... rentra chez elle dans un état relativement très-satisfaisant. En 1858 le traitement fut repris et la malade se retira avec toutes les apparences d'une très-bonne santé. Depuis lors M^me^ Lar... s'est remariée, elle a eu un enfant et sa santé est restée excellente.

*Obs.* 13. La même année, 1857, je soumis au traitement une dame d'une quarantaine d'années, toussant, crachant depuis longtemps, extrêmement amaigrie, incapable de faire la moindre promenade sans en éprouver une très-grande fatigue et transpirant souvent vers la fin de la nuit. Les signes les plus nets de la fonte des tubercules existaient vers le sommet du poumon droit. Le résultat obtenu chez Mme Gre... n'a pas été aussi complet que dans les cas qui précèdent; la malade tousse encore de loin en loin, elle est pâle et faible, mais elle a pu reprendre à peu près toutes ses habitudes.

*Obs.* 14. En 1859, un jeune séminariste fut renvoyé dans sa famille; le médecin de l'établissement avait diagnostiqué des tubercules dans les poumons et une phthisie laryngée. Il n'y avait pas encore de signes de certitude, mais ce diagnostic était au moins très-probable. Après quelques semaines de traitement l'abbé S... avait repris de l'embonpoint, la toux et l'altération de la voix avaient à peu près disparu, mais le chant ou une conversation un peu soutenue étaient encore impossibles. Jusqu'au mois de juillet 1861 l'amélioration avait toujours progressé, le malade semblait dans les meilleures conditions lorsque la dysenterie, épidémique alors, le fit périr.

*Obs.* 15. La gouvernante d'un prêtre de la campagne, de chétive constitution, s'enrhumant avec facilité, éprouva pendant l'hiver de 1861-1862 un rhume plus tenace que d'habitude. Les accidents devinrent si graves que Marie D... garda le lit pendant plus d'un mois, toussant, crachant du sang, ayant perdu l'appétit, les forces et le sommeil et transpirant pendant la nuit. C'est dans ce fâcheux état que je vis la malade; la fonte des tubercules se révélait par des signes bien nets et Marie semblait marcher rapidement vers sa fin.

Sous l'influence d'une médicamentation dont l'iodure de potassium, l'huile de foie de morue, l'iodure de fer, le goudron et l'opium firent alternativement la base, Marie éprouva une très-grande amélioration, et je la fis venir à Brioude pendant l'été de 1862 pour s'y soumettre à l'hydrothérapie combinée. Les symptômes s'amendèrent considérablement encore et la malade recouvra son activité et ses forces. Pendant l'hiver de 1862-1863 des phénomènes assez graves se montrèrent du côté de l'estomac qui offrit à gauche un empâtement bien manifeste mais mal limité. Pleine de confiance dans le traitement qui l'avait déjà *guérie une fois*, disait-elle, Marie D... est venue encore cet été, 1863. Les fonctions digestives se sont rétablies, je ne sens plus l'empâtement dont j'ai parlé, et quoique maigre et pâle, la malade a très-bien résisté aux fatigues qu'elle a eu à subir pendant une très-longue et très-pénible maladie de son maître. La toux n'existe plus. Qu'adviendra-t-il? c'est au temps de prononcer.

Je n'ai pas été toujours aussi heureux que dans les cas dont je viens de parler. Je n'ai pas fait la *découverte d'un spécifique*, et si j'ai eu des succès encourageants, j'ai eu aussi des revers, mais je n'ai jamais eu à regretter ma conduite; je n'ai jamais aggravé l'état de mes malades, qui tous au contraire ont éprouvé quelque bien du traitement.

Le tableau statistique suivant résume ma pratique hydrothérapique. (Les enfants ne sont pas compris, non plus que les cas pour lesquels je ne possède pas des notes suffisantes.)

| Nos. | Noms et histoire résumée des malades. | Morts. | Guéris. |
|---|---|---|---|
| 1. | Dard... Phthisie au 3e degré. Amélioration inespérée. Mort de pneumonie | *Mort.* | |
| 2. | Pap... Phthisie au 1er degré. Bronchite chronique.. | | *Guéri.* |
| 3. | Corn... Phthisie confirmée. Exempté du service militaire. | | *Guéri.* |
| 4. | Chau... Tubercules bien évidents. | | *Guéri.* |
| 5. | Cornil... Bronchite suspecte. Phthisie au début?.... | | *Guéri.* |
| 6. | Arf... Phthisie au 2e degré. Amélioration pendant trois ans | *Mort.* | |
| 7. | Val... Phthisie au 3e degré. Amélioration de peu de durée. Traitement insuffisant | *Morte.* | |
| 8. | Poug... Phthisie au 2e degré. Amélioration pendant trois ans, avec possibilité de reprendre un service actif dans les ponts et chaussées. | *Mort.* | |
| 9. | Sout... Phthisie au 3e degré. Amélioration momentanée. | *Morte.* | |
| 10. | Rey... Phthisie au 2e degré. Amélioration passagère. Le malade s'est toujours montré d'une grande indocilité et très-inconstant | *Mort.* | |
| 11. | Chant... Phthisie au 2e degré, au moins | | *Guéri.* |
| 12. | Lar... Phthisie au 1er degré | | *Guérie.* |
| 13. | Mich... Phthisie au 3e degré. Amélioration pendant un an. | *Mort.* | |
| 14. | Sam... Phthisie au 2e degré | | *Guéri.* |
| 15. | Peu... Phthisie au 3e degré. A pu reprendre ses travaux pendant deux ans. Perdu de vue | | |
| 16. | Gren... Phthisie au 2e degré au moins. Tousse toujours un peu de loin en loin. Depuis six ans, la maladie n'a fait que du progrès vers l'amélioration, doit être regardée comme | | *Guérie.* |
| 17. | Daum... Phthisie au 2e degré, à marche rapide. Résultat récent, mais jusqu'ici l'on peut croire la malade.... | | *Guérie ?* |
| 18. | Ser... Phthisie au 1er degré. Phthisie laryngée? Grande amélioration. Mort de la dysenterie. | | |
| 19. | Beaur... Phthisie au 2e degré. A pu retourner à l'étranger et s'occuper pendant deux ans de travaux publics. Rentré en France pour y mourir | *Mort.* | |
| | Totaux... | 8 | 9 |

Un malade a été perdu de vue, un autre est mort de maladie étrangère.

Tels qu'ils sont, les résultats indiqués dans ce tableau méritent, je crois, quelque attention, et je ne sache pas qu'aucune médication puisse en fournir d'équivalents. Ne croyez pas cependant, Monsieur, que j'attribue à l'hydrothérapie combinée tous les honneurs des succès que je viens de vous signaler : elle a joué un rôle, le plus grand même, elle a produit une modification décisive dans l'organisme tout entier, elle a efficacement agi sur l'appareil de la respiration, mais elle a été puissamment secondée par d'autres médications qui lui ont succédé et parmi lesquelles je signale surtout l'iode et ses sels, l'huile de foie de morue, l'arsenic, le goudron, une bonne alimentation, la gymnastique, l'exercice au grand air, etc., etc.

Ne dois-je pas espérer maintenant, Monsieur, que je serai assez heureux pour avoir acquis à l'hydrothérapie appliquée au traitement de la phthisie, sinon encore votre confiance, au moins votre bienveillance. Pour ma part, je ne crains pas d'avouer que ma conviction est bien formée. Je n'ai pas la prétention d'offrir aux médecins et aux malades un moyen asssuré de guérir la phthisie, mais ce que j'ai vu, ce que j'ai obtenu, m'autorise à considérer l'hydrothérapie combinée comme capable de jouer un très-grand rôle dans le traitement de la terrible maladie dont vous vous êtes occupé d'une manière si utile.

Et veuillez bien le remarquer, Monsieur, je n'ai jusqu'ici employé l'hydrothérapie que d'une manière insuffisante, et presque à titre d'essai. J'ai la certitude, qu'en continuant ce traitement pendant un temps convenable et concurremment avec les autres moyens que la matière médicale met à notre disposition et dont l'expérience a confirmé les bons effets, les résultats seront encore meilleurs que ceux que j'ai eu l'honneur de vous signaler.

Mais il faut bien le reconnaître, que d'obstacles, que d'entraves, apportent à l'emploi de l'hydrothérapie les habitudes, les préjugés et l'espèce d'opposition qui semble exister entre les maladies de la poitrine et l'eau froide. Il faudrait des voix plus puissantes que la mienne, pour faire entendre que l'hydrothérapie bien entendue constitue cependant une ressource du plus haut intérêt.

C'est la mode, aujourd'hui, de faire émigrer les malades vers des stations hivernales dont les avantages ne sont pas toujours démontrés, quoi que l'on en puisse dire. N'y aurait-il pas plus de profit, pour ces malheureux poitrinaires, à être dirigés sur des établissements spéciaux où ils trouveraient un traitement disposé pour eux, des soins et une direction capables de rendre la santé à un bon nombre. Mais que faire contre lès exigences de cette souveraine despote qui gouverne tout, même les malades et les médecins? Avoir le courage de protester de temps en temps et attendre. Mais en attendant, que de déceptions! que de malheurs qu'il eût été possible peut-être d'éviter!

Agréez, etc.

ANDRIEUX.

FIN.

Clermont, imp. Ferd. Thibaud.

www.ingramcontent.com/pod-product-compliance
Lightning Source LLC
Chambersburg PA
CBHW062032200326
41519CB00017B/5012